人民健康·名家科普丛书

眼科常见疾病
防与治

总主编 王 俊 王建六

主 编 赵明威

副主编 王 凯 徐 琼

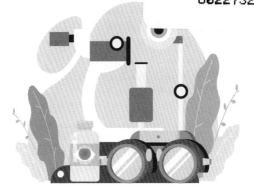

科学技术文献出版社

SCIENTIFIC AND TECHNICAL DOCUMENTATION PRESS

·北京·

图书在版编目（CIP）数据

眼科常见疾病防与治 / 赵明威主编. —北京：科学技术文献出版社，2024.6
（人民健康·名家科普丛书 / 王俊，王建六总主编）
ISBN 978-7-5235-0796-4

Ⅰ.①眼… Ⅱ.①赵… Ⅲ.①眼病—防治 Ⅳ.① R77

中国国家版本馆 CIP 数据核字（2023）第 186536 号

眼科常见疾病防与治

策划编辑：孔荣华 王黛君 责任编辑：吕海茹 责任校对：张微 责任出版：张志平

出 版 者	科学技术文献出版社
地 址	北京市复兴路15号 邮编 100038
编 务 部	（010）58882938，58882087（传真）
发 行 部	（010）58882905，58882868（传真）
邮 购 部	（010）58882873
官 方 网 址	www.stdp.com.cn
发 行 者	科学技术文献出版社发行 全国各地新华书店经销
印 刷 者	北京地大彩印有限公司
版 次	2024年6月第1版 2024年6月第1次印刷
开 本	880×1230 1/32
字 数	89千
印 张	5
书 号	ISBN 978-7-5235-0796-4
定 价	39.80元

编　委　会

丛书序

"健康所系，性命相托"，铮铮誓言诠释着医者的责任与担当。北京大学人民医院，这座百年医学殿堂，秉承"仁恕博爱，聪明精微，廉洁醇良"的百年院训，赓续"人民医院为人民"的使命，敬佑生命，守护健康。

人民健康是社会文明进步的基础，是民族昌盛和国家富强的重要标志，也是广大人民群众的共同追求。党中央把保障人民健康放在优先发展的战略位置，注重传播健康文明生活方式，建立健全健康教育体系，提升全民健康素养。北京大学人民医院勇担"国家队"使命，以守护人民健康为己任，以患者需求为导向，充分发挥优质医疗资源的优势，实现了全员时时、处处健康宣教，以病友会、义诊、讲座多渠道送健康；进社区、进乡村、进企业、进学校、上高原，足迹遍布医联体单位、合作院区，发挥了"国家队"引领作用；打造健康科普全媒体传播平台，将高品质健康科普知识传递到千家万户，推进提升了国民健康素养。

在建院 105 周年之际，北京大学人民医院与科学技术文献出版社合作，25 个重点学科、200 余名资深专家通力打造医学科普丛书"人民健康·名家科普"。丛书以大数据筛查百姓常见健康问题为基准，结合北京大学人民医院优势学科及医疗特色，传递科学、精准、高水平医学科普知识，提高公众健康素养和健康文化水平。北京大学人民医院通过"互联网＋健康科普"形式，构建"北大人民"健康科普资源库和健康科普专家库，为实现全方位、全周期保障人民健康奠定并夯实基础；为实现"两个一百年"奋斗目标、实现中华民族伟大复兴贡献"人民"力量！

王俊　王建六

前言

　　眼前星光璀璨夺目，
　　科普知识春风吹拂。
　　眼科医生守护眼睛，
　　预防疾病实乃关键。

　　眼科是一门研究眼部疾病和视觉功能的医学专业。随着现代生活方式的改变和人口老龄化的加剧，眼部疾病的发病率也在逐年增加。因此，眼科知识的科学普及尤为重要。

　　本书的创作初衷是希望能够为广大读者提供一本系统、全面、易懂的眼科科普读物。通过阅读本书，读者可以了解眼睛的结构和功能，掌握常见眼部疾病的基本知识，学会保护眼睛和预防眼部疾病的方法，以及了解现代眼科医学的最新进展。

　　在创作本书的过程中，我们深入研究了眼科学的相关文献，并与各亚专业眼科专家进行了深入的交流和讨论。我们力求将专业知识以浅显易懂的方式呈现给读者，避免使用过多的专业术语，同时，我们希望通过一问一答的形式来阐述眼科知识，帮助读者加深对眼科知识的理解。

　　在创作本书的过程中，我们深感眼科科普的重要性。眼睛是人类的视觉窗口，对于每个人都是至关重要的。然而，由于不良生活习惯和环境污染等原因，眼部疾病的发病率不断攀升。因此，我们希望通过本书的出版引起人们对眼科健康的重视，提高广大读者的眼科健康意识。

最后，我们要感谢所有为本书创作提供支持和帮助的人，特别是诸位眼科专家和医学研究人员。没有他们的悉心指导和专业知识，本书的创作是不可能顺利完成的。同时，我们也希望本书能够对广大读者有所启发和帮助，为读者的眼健康保驾护航。

赵明威

目 录

● ● ●

第二章
弱视、斜视 ——————— **21**

● ● ●

第四章

●●●

第五章

眼表疾病 ·· **83**

第六章

第一节　小柳原田综合征

● ● ●

第八章

眼外伤 ················· **129**

▶▶▶ 第一章

近视

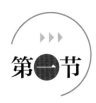

第一节

近视眼

Q: 什么是近视？

近视是常常发生于儿童和青少年时期的一种屈光状态，主要分为轴性近视和屈光性近视。前者是眼轴过度增长导致进入眼内的平行光线聚焦于视网膜前，后者是眼球屈光介质的异常导致的光线聚焦于视网膜前。总的来说，眼轴和屈光介质不匹配发育（眼轴相对于屈光介质过长）造成了近视的出现。其临床表现是可以看清近处的事物，不能看清远处的事物。

Q: 如何区分真性近视与假性近视？

通过睫状肌麻痹验光可以区分真性近视和假性近视。所谓假性近视是指由调节不佳引起的近视，该部分近视度数可以通过放松调节而消失。常见的放松调节方式包括睫状肌麻痹验光和雾视试验，前者所用到的睫状肌麻痹药物包括复方托比卡胺滴眼液、环戊通滴眼液和阿托品滴眼液，后者是通过在眼前放置正镜片（凸透镜）促使眼睛放松调节。

Q: 近视的危害是什么？

近视引起的最严重的危害是眼底相关并发症，常见于病理性近视。该部分患者近视度数不断加深，伴随眼球结构发育异常，尤其是眼底异常。常见的高度近视并发症包括周边视网膜变性、视网膜裂孔、视网膜劈裂、黄斑裂孔、脉络膜新生血管、核性白内障、后巩膜葡萄肿、开角型青光眼等。除此之外，高度轴性近视还会引起眼球突出，眼镜的压迫可影响颌面骨发育，近视还会使写作姿势不正确进而引起弯腰驼背，造成诸多生活不便等。

Q: 如何预防近视的发生？

在儿童 3 岁左右时可以教会儿童识别 E 字视力表，然后可前往医疗机构进行初次眼球发育的检查及近视的筛查，之后定期随访视力及眼球发育，以便及时发现早期近视。预防近视发生最重要的是增加白天户外运动（每天 2 小时以上），减少室内活动时间，减少近距离用眼（包括绘画、弹琴、拼积木、下棋等），注意用眼强度，遵守"20-20-20"原则［用眼 20 分钟后看 20 英尺（6 米）外的风景 20 秒］和"一拳一尺一寸"原则，注意保持用眼周围环境明亮，不挑食，少甜食。

Q: 近视的治疗方法是什么？

目前还没有根治近视的方法，只能进行视力矫正，而不能使近视度数回退。常见的视力矫正方法包括配戴眼镜、服用药物和进行手术。前者包含最常见的单焦点框架眼镜、双焦点框架眼镜、近视离焦型框架眼镜、软性单焦点角膜接触镜、软性离焦型角膜接触镜、硬性透气性角膜接触镜、硬性离焦型角膜接触镜和角膜塑形镜。药物是指低浓度阿托品滴眼液，可以缓解近视发展速度。

手术是指后巩膜加固术，作用是缓解近视进一步加深。成年之后，可以考虑通过近视眼手术进行屈光矫正。注意，该手术不能使近视眼变为正视眼，只是减少患者对眼镜的依赖。

Q: 近视了能不能不戴眼镜？

近视需要戴眼镜。戴眼镜的主要目的是使物体清晰地呈现在视网膜上，使人看清事物，否则一直处于看不清事物的状态会更快地加深近视，甚至影响到眼部调节和眼位，可能导致视疲劳或斜视的发生。如果由于某些原因不能或不愿配戴框架眼镜，可以考虑配戴隐形眼镜或者角膜塑形镜（成年后可考虑行近视眼矫正手术），这些均可满足白天不戴框架眼镜的需求。

Q: 近视眼手术能治愈近视吗？

近视眼手术不能治愈近视，只能矫正视力，使患者摆脱或减少对眼镜的依赖，而不能降低近视度数。角膜激光手术的原理是改变角膜前表面形态，相当于打磨角膜前表面，改变了角膜对光线的折射，从而使光线聚焦在视网膜上。晶状体植入手术的原理是将近视镜片缩小尺寸，植入到眼睛里。可以看出来，这两种手术都是变相地把镜片做到了角膜上或者眼睛内部，而不是从缩短眼轴这个方面去干预近视。因此，近视眼手术相当于"治标"而未"治本"。

Q: 近视眼也会老花吗？

近视眼也会老花。老花的专业术语叫作"老视"，是随着年龄增长出现的眼部调节力下降的一种生理现象，表现为看近相对模糊。这是因为年龄增大，晶状体弹性下降、眼部肌肉力量下降导致的。因此，不管近视与否，只要达到一定年龄，都会出现老花现象。不过，近视的人由于看近需要主动调动的调节力小，所以不戴镜时也可以看清近处，因此给人一种没有老花的误解，其实是近视度数抵消了一部分老视度数，而不是不会老花。

Q: 近视会遗传吗？

近视是遗传因素和环境因素共同作用的一种多因素疾病。近视有一定的遗传倾向，但并不是绝对遗传。也就是说，近视父母的孩子未必是近视，不近视父母的孩子也有可能近视。只能说，高度近视父母的孩子将来发展为高度近视的可能性比其他小朋友要高，这是近视的遗传部分。近视还有很大一部分是后天造成的，比如不良的用眼习惯、户外运动的减少、近距离用眼的增加等都是近视的危险因素。

Q: 什么是病理性近视？

病理性近视是指眼底存在较为严重的脉络膜、视网膜萎缩，合并视功能损伤的近视。眼轴不断拉长和后巩膜葡萄肿的形成是引起病理性近视的重要原因。单纯靠屈光度大小和眼轴长短并不能诊断病理性近视。病理性近视引起的并发症是视力下降和致盲的重要病因。病理性近视可以引起各种各样的黄斑病变、视网膜病变和视神经病变，这些病变对视力的损害非常大。

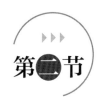

第二节

角膜接触镜

Q: 角膜接触镜是什么?

角膜接触镜是指覆盖在角膜上的一种隐形眼镜，能达到矫正视力或改善外观的目的，根据材质可分为软性与硬性，根据配戴方式可分为日戴和夜戴。与框架眼镜相比，日戴角膜接触镜有更大的视野，在所有注视方向均能保持光学矫正性能，消除眼镜的棱镜作用和镜眼距影响，减少双眼视差，可获得更好的双眼视。硬性角膜接触镜除上述方面优势外，还具有透氧性高，可矫正角膜各类型散光（如患有圆锥角膜、角膜外伤术后、较大角膜散光等），适用于各类型屈光不正、高度近视、屈光参差及无晶状体眼等优势。

Q: 角膜塑形镜是什么?

角膜塑形镜是一种采用特殊逆几何形态设计的硬性透气性角膜接触镜，也称为 OK 镜。与成人戴的普通隐形眼镜不同，OK 镜通常为夜间配戴，通过流体力学效应对称地、渐进地改变角膜的形态，从而暂时使角膜中央弧度变平，可在一定时间内降低近视度数，并能提高白天裸眼视力，是一种可逆性非手术的物理性治疗方法。角膜塑形镜的好处在于，对于青少年儿童中低度近视，不仅可以在白天不需要配戴框架眼镜就能获得良好的视力，还可以有效地控制近视发展。

Q: RGP 有什么作用?

RGP 即 Rigid Gas Permeable Contact Lens 的英文缩写，是指硬性透气性角膜接触镜。RGP 所含的硅、氟等聚合物能够大大增加氧气的通过量，与软性隐形眼镜相比，RGP 透氧性高、材料牢固性好，并且具有良好的湿润性和抗沉淀性，因此具有"会呼吸的隐形眼镜"的美誉。其最突出的优点就是具有高透氧的结构、成型性，光学矫正质量高，长时间配戴不易引起角膜缺氧和干眼症，尤其适用于需要长期配戴角膜接触镜的患者。对高度近视和各类型散光、屈光参差、弱视、无晶状体眼的患者矫正效果更好，对于各种原因造成的角膜不规则散光，如圆锥角膜、角膜屈光术后、角膜外伤后等，是唯一能有效提高视力的矫正方法。

Q: 角膜塑形镜的验配流程有哪些?

角膜塑形镜属于第三类医疗器械，对青少年儿童的眼表状况、屈光度、角膜形态等有着严格的要求，必须经过一系列详细的检查才能确定是否可以验配，适合验配的患者还需要通过试戴确定镜片参数，戴镜后需要定期复查以确保戴镜的安全和效果。因此，角膜塑形镜的验配可分为 3 个阶段：验配前适应证筛查、确定参数与试戴订片、取镜及定期复查。

验配前适应证筛查：在医生问诊后，需要进行视力、眼压测定，睫状肌麻痹验光、复验，角膜地形图、眼轴、裂隙灯检查，睑板腺或干眼情况检查等，以初步筛查是否可以验配角膜塑形镜。

确定参数与试戴订片：经初步筛查符合角膜塑形镜适应证并有意向验配角膜塑形镜的患者，由医生选择合适的试戴片参数后戴镜，戴镜后评估镜片适配情况，如参数合适需进行 20 ~ 30 分钟的模拟睡眠，模拟后可摘镜，由医生进行精细化参数调整，以确定最合适的参数。医生向儿童及家长讲解角膜塑形镜的各项获益和风险，家长签署知情同意书后确认订购。向厂家发出订单，进入订片流程，耐心等待镜片到货。

取镜及定期复查：儿童和家长需学习规范的镜片护理和摘戴方法，取镜后需按时按需复查，复查一般需要检查视力、角膜地形图、裂隙灯、镜片及其护理情况，每 3 个月检查眼轴。刚开始时，配戴角膜塑形镜后 1 天、1 周、1 个月复查，之后复查频次可遵医嘱每 3 个月 1 次，如遇特殊情况，及时随访复查。

Q: 戴角膜接触镜为什么要频繁复查?

因为角膜接触镜直接接触角膜和眼表，频繁复查是保证戴镜安全性和有效性的重要保障。戴镜后如不及时复查，可能会存在一些安全隐患，甚至发生严重并发症，造成不可逆的损伤。另外，有些眼部疾病早期因为没有明显症状或不适，如不及时检查可能很难发现，甚至会错过有效治疗时机，影响戴镜效果和眼表安全。

Q: 儿童可以配戴软性角膜接触镜吗?

因为软性角膜接触镜透氧率相对较低，且容易引起眼表感染和干眼等问题，一般不建议儿童长期配戴普通的软性角膜接触镜或美瞳等软性隐形眼镜来改善视力和外观。对于有进展性近视的儿童，在符合配戴条件的情况下，可采用特殊设计的多焦软镜来矫正视力并控制近视进展，但需在医生的指导下验配使用并定期复查，保证近视儿童配戴的安全性和有效性。

Q: 戴角膜塑形镜可以控制近视吗？

角膜塑形镜是目前可以有效控制近视进展的方法之一。研究认为，视网膜的离焦状态直接影响眼球的发育过程，周边远视性离焦有近视促进作用，而周边近视性离焦有控制近视的作用。配戴角膜塑形镜后，角膜形态发生变化，使得周边视网膜处于近视性离焦状态，从而可延缓眼轴增长。这是角膜塑形镜控制近视进展的主要理论。近 20 年国内外发表的多项研究表明，角膜塑形镜对于近视的控制有效率在 50% ~ 80%，是目前所有干预近视进展的光学方法中最有效的。但其对验配技术要求较高，需要在医疗机构进行规范验配和定期复查，才能确保戴镜的安全和有效性。

Q: 验配隐形眼镜前为什么要检查和试戴？

隐形眼镜除了屈光度，还有直径、基弧、散光量、居中性、松紧度、活动度等一系列参数和评估指标。因为隐形眼镜直接接触眼睛，各项参数需与角膜良好匹配，而每个人的角膜形态不同，需要通过检查和试戴才能保证各项参数适合，就像买鞋需要试穿，隐形眼镜也需要试戴来确定参数，以保证后期配戴的安全性和有效性。

Q: 戴隐形眼镜的安全隐患有哪些?

戴隐形眼镜的安全隐患主要有结膜充血、眼表感染、炎症、过敏、干眼症、睑板腺功能不良、角膜缺氧、角膜上皮损伤、角膜浸润、镜片护理不佳等。戴镜前评估和戴镜后及时复查是保证戴镜安全性的重要前提。

Q: 为什么冲洗隐形眼镜不能用自来水?

护理和冲洗隐形眼镜需使用专门的护理液和冲洗液,不可以使用自来水冲洗镜片,自来水中通常含有一些细菌、病毒、棘阿米巴等微生物,冲洗隐形眼镜后可能会引起角膜炎症甚至棘阿米巴感染,会严重威胁视力和角膜健康,造成不可逆性的损伤。而隐形眼镜专门的护理液和冲洗液一般采用无菌灌装,并含有除菌或抗菌成分,可有效避免镜片污染等问题,且其 pH 值和渗透压与眼表相容性较好,不容易引起眼部刺激症状。

第二节

屈光手术

Q: 现在的近视手术有哪些?

当前屈光近视手术包括两大类。

（1）近视激光手术，属于眼球外手术，也就是在角膜上进行设计，通过角膜表层或层间的激光切削，获得摘镜的效果；近视激光从以往的准分子激光手术，已发展到现在的半飞秒激光手术和全飞秒激光手术。

半飞秒激光手术适合度数在1200度内的角膜稍薄的患者。半飞秒手术需要2台设备，先用飞秒激光角膜置瓣，掀开角膜瓣后，再用准分子激光切削相应近视度数，切口相对来说较大。

全飞秒激光手术适合角膜厚、度数在1000度内的患者。该方式先用飞秒激光在角膜基质层切削一个透镜，再通过2 mm的角膜切口，取出基质透镜。由于切口小，适合运动类患者，术后不会发生角膜瓣移位。

（2）有晶状体眼后房型人工晶状体（ICL）植入术，也就是常说的ICL植入术。

属于眼内手术，通过在虹膜后、晶状体前植入一个人工晶状体，来达到矫正近视、摘镜的目的。适合度数在1800度以内，角膜薄不适合做近视激光手术的患者。术前要经过一系列的检查，如前房深度小于 2.8 mm 的患者，就不适合做该手术。

因此，选择近视手术时，必须要进行一套术前检查来评估你适合做哪种手术，最重要的评估参数主要是眼角膜的厚度和近视度数、散光度数。

Q: 近视手术后度数会反弹吗?

近视手术通过几十年的发展，已经相当成熟和安全，一般来讲，手术后度数是不会反弹的。但是也有一些原因会引起术后度数反弹。

（1）家族有遗传病史或病理性高度近视病史。近视手术只是摘镜，也就是将当前的近视度数"去除"。遗传或病理性高度近视者，近视度数手术后可能还会持续上涨，这是一小部分患者术后度数反弹的原因。

（2）术后过度用眼、极其不注意用眼卫生、长时间反复近距离用眼、用眼不当等也可引起再度近视。

（3）目前近视度数不稳定，每年增长超过 50 度，但由于就业或升学需要，强烈要求现阶段手术的患者，可能也会存在一定概率的术后度数反弹。

（4）近视度数高，可以手术，但因角膜薄，患者在术后可能还需要配戴低度数眼镜。这种其实不是反弹，是考虑到眼部条件和手术后安全，医生通过与患者积极沟通，没有将全部度数在角膜上相应切削，而是保留一部分剩余近视度数。

当然如果因为特殊原因有度数反弹，在度数稳定后通过检查，符合手术条件者还是可以进行第二次手术的。

Q: 近视手术人人都可以做吗？

近视手术作为一种"手术"，并不是 100% 安全无风险的，它有很多禁忌证，比如患者本身存在一些眼部及全身性疾病等。

通常，正规医院、靠谱医生都会通过问询和术前检查把不适合手术的人筛掉。如果医生告诉你不能做近视手术，千万别硬来。

《眼科临床指南》激光屈光手术禁忌证如下。

（1）屈光状态不稳定。

（2）一些角膜的异常（如患有圆锥角膜和其他的角膜膨隆、变薄、水肿，间质性或神经营养性角膜炎，以及广泛的血管化）。

（3）角膜厚度不足，不能满足设定的切削深度。

（4）具有视觉意义的白内障。

（5）不能控制的青光眼。

（6）不能控制的外眼疾病（如睑缘炎、干眼综合征、过敏等）。

（7）不能控制的结缔组织或自身免疫疾病。

（8）患者不现实的期望值。

除了疾病限制外，近视手术对于年龄也有要求，通常建议在 18 ~ 45 岁。

近视手术只能"去除"当前的度数，未成年人的度数很可能还不太稳定，需要等到成年后、连续两年度数变动不大时再说。

而超过 45 岁甚至 40 岁，眼睛就开始迈入"老花"的进程。这个时候如果通过手术完全矫正近视度数，术后老花眼症状很可能会提前出现，或者变得更明显。如果为减轻老花眼症状而保留一点度数，又容易出现看远不够清晰的情况，总之比较难达到满意的效果，故手术前需要慎重考虑。

Q: 近视手术前应该做哪些检查?

全面的近视术前检查,包括 20 余项。

检查分初检和复检两次。初检主要有裸眼视力、矫正视力、眼压等检查;眼部基本检查应排除眼病禁忌,以及角膜地形图、暗瞳大小、角膜厚度;眼生物测量包括眼轴检查、验光,还需要散瞳、眼底检查,时间需 2 小时左右。复检包括复查验光、主视眼、视功能,包括调节功能以及集合、眼位,同时进行术前谈话及宣教,时间 1 ~ 2 小时。

血液检查、胸部 X 线片检查也是术前必需的全身检查项目。

Q: 近视手术会不会损伤视网膜?

激光手术只在眼角膜进行,并不深入眼球内部,与眼底手术完全不同。激光不改变眼球结构,只做光学矫正,而且医生须在术前进行全面的眼底检查,判断患者是否适合手术,保证安全性后,才会开展手术。所以近视手术不会损伤视网膜。

植入术属于眼内手术,手术可能对眼内环境存在影响,所以术前需要完善眼底检查。如果发现近视患者眼底存在视网膜裂孔或变性区等潜在隐患,需要术前进行眼底激光治疗,保证视网膜安全后再进行近视手术。

Q: 做了近视手术,会容易得白内障、青光眼吗?

激光手术只对符合近视手术条件的患者进行,不符合手术指征者是做不了的。如果术前存在白内障、青光眼等安全隐患,在术前就需要排查,排除后才可以进行近视手术。

白内障本身是一种年龄相关性疾病，每个人老了都会得白内障，而高度近视眼患者发生白内障比正常人会更早更快。激光近视手术在眼角膜上进行手术，并不会触及眼球的其他部分，不会直接导致白内障。ICL 植入术是将人工晶状体置于虹膜与自身晶状体之间，存在出现白内障的可能，但可能性很小，术前准确地测量、精准地订制人工晶状体，以及标准的手术操作，能够帮助避免白内障出现。而且白内障的治疗效果很好，即使有了白内障，通过手术又可恢复视力。

由于近视激光手术或 ICL 植入术术后常规使用激素眼药水抗炎治疗，很少一部分患者可能会出现激素性青光眼，术后密切观察、及时用药可以缓解药物性眼压升高，在停用激素药物后，大部分患者的眼压可以恢复正常。由于 ICL 植入术是内眼手术，虽然部分患者可能出现术后眼压升高的并发症，但出现的概率非常低，即使出现，通过积极寻找原因、积极降眼压、针对病因治疗，都可以得到缓解。

Q: 做完近视手术可以参军吗？

想要当兵的近视者可以选择近视激光手术，行近视激光手术后（6 个月），裸眼视力良好则符合征兵眼部条件。而行 ICL 植入术者的则不符合征兵眼部条件。《应征公民体格检查标准》中规定：右眼裸眼视力低于 4.6，左眼裸眼视力低于 4.5，不合格。任何一眼裸眼视力低于 4.8，需进行矫正视力检查，任何一眼矫正视力低于 4.8 或矫正度数超过 600 度，不合格。屈光不正行准分子激光手术半年后，无并发症，任何一眼裸眼视力达到 4.8，眼底检查正常，合格。

不仅是在我国，西方国家也是一样。因此，对于近视眼想当兵的人，手术还是宜早不宜晚，需要做好时间规划。

Q: 近视手术后多久能正常工作、生活？

一般手术后的第二天就可以正常用眼。稳定期是 1 ~ 3 个月，期间不影响正常生活、学习、工作用眼。一般情况下，若眼睛没有其他疾病，手术可以恢复患者戴眼镜的最佳视力。最佳视力可以在术前的检查中得知。

手术后可以使用手机、电脑，但建议术后 1 个月内不要过度疲劳用眼。如果一定要使用电脑、手机等电子产品，每小时休息 15 分钟比较好。

手术几天后就可以参加一般的体育活动，包括跑步、瑜伽和使用一般的健身器械进行锻炼，但运动时需避免眼部受伤及异物入眼。术后 1 个月内不能进行剧烈运动，包括但不限于篮球、足球等对抗性运动。游泳需要术后 1 个月才可以安排。

做了手术视力恢复后可以开车。不过，不建议受术者术后 1 周内夜间开车。在夜视力尚未适应的情况下，患者应当避免夜间开车。

Q: 很多眼科医生都戴眼镜，为什么他们不做近视手术呢？

近视手术不是想做就能做的，需要综合评估近视患者的角膜厚度、瞳孔直径以及眼部和全身的情况来判断是否能进行手术，不符合手术指征、存在手术禁忌证者是做不了的。

眼科医生没有做近视手术，一部分是因为个人身体条件不适合做，另一部分是因为长期从事手术这样的近距离工作，有的医生更愿意保留一定的近视度数，方便看清近处的精细操作。

实际上，根据数据统计，医务人员接受近视手术的比例远远高于普通人群；而从事眼科医务工作的人群，接受近视手术的比例也远远高于普通医务人员。近视手术，并非治病救命的手术，进行与否其实是看个人的选择。

Q: 近视手术疼不疼?

近视激光手术是在眼睛角膜上进行的。角膜上没有血管，只有神经末梢，手术前会滴表面麻醉眼药水，所以患者在手术过程中几乎是无痛感的，而且手术时间短，即使有不适的感觉，也很快就会消失。术后麻药药效过了，会有轻微的异物感、流泪等症状，这些症状可随着时间逐渐恢复。

ICL 植入术的手术切口也在角膜上，术前表面麻醉眼药水基本可以避免患者的痛感，术中操作非常精细，基本不会有过于明显的痛觉感受。

但每位患者的痛觉感受存在差异，可以根据自己术中的感受，与医生沟通，调整麻醉药物的使用量。

Q: 近视手术流程是什么样的?

（1）预约术前初步检查。

（2）初查通过，进行复查，建立病例档案，签署手术同意书。

（3）完善术前全身检查，准备进入手术室手术。

（4）手术室更换衣服。

（5）眼部、面部消毒及冲洗。

（6）等待手术。

（7）手术。

（8）休息，无不适可以离院。

▶▶▶ 第二章

弱视、斜视

第一节

弱视

Q: 什么是弱视?

　　弱视,也叫 lazy eye,即"懒惰的眼睛"。弱视的患者眼部检查无器质性病变,但最佳矫正视力低于同龄人,或者双眼视力相差超过 2 行(视力表)以上。不同年龄儿童视力正常值下限:3 ~ 5 岁儿童为 0.5,6 岁及 6 岁以上儿童为 0.7。弱视属于儿童常见疾病,发生率为 2% ~ 4%,弱视不仅会导致视力下降,还会影响双眼视功能,破坏立体视,患者无法准确地判断出物体的位置和远近,如果没有及时治疗,会对患者成年后的生活和学习产生不利影响。

Q: 为什么会发生弱视?

　　在视觉发育期间,儿童单眼斜视、屈光参差、高度屈光不正、形觉剥夺等异常视觉体验可导致其单眼或双眼最佳矫正视力低于相应年龄的正常儿童,且眼部检查无器质性病变。根据病因弱视分为以下 4 种类型。

　　(1)斜视性弱视:常见于单眼恒定性斜视患者中,大脑皮质主动抑制斜眼的视觉冲动,长期抑制后导致弱视形成。

（2）高度屈光不正性弱视：多见于双眼，原因为未配戴眼镜矫正的双眼高度屈光不正，双眼视力相近。

（3）屈光参差性弱视：患者双眼屈光度不同，屈光度较高的一眼因视网膜成像模糊，形成单眼弱视。

（4）形觉剥夺性弱视：在视觉发育期间因为屈光间质混浊（如角膜白斑、白内障、玻璃体积血）或完全性上睑下垂，该眼没有接收到足够的光学信号，造成视力下降，形成弱视。

在儿童生长发育过程中，出现早产、缺氧、缺锌等问题时，容易形成弱视；此外，父母双方或一方患有弱视等遗传因素，也会使儿童易形成弱视。

Q: 弱视能治好吗？

弱视通过积极的治疗后，是可能被完全治愈的。但弱视治疗的时间窗非常关键，一般认为儿童视觉在 12 岁左右发育成熟，且 3 岁以前视觉发育最重要，称为视觉发育的关键期。所以越早发现并治疗，弱视被治愈的可能性就越高。

Q: 弱视怎么治疗？

弱视的治疗是多维度的综合治疗，需要患者、家长、教师多方面的配合。

（1）手术去除形觉剥夺因素：对于形觉剥夺因素，如先天性白内障、角膜混浊、上睑下垂等疾病，需要尽早手术治疗。

（2）戴镜矫正屈光不正：通过配戴度数准确的眼镜，眼睛视网膜呈现清晰的物像，患者就能够看到清晰的物体，视力也会逐渐提升。

（3）遮盖及压抑疗法：对健眼进行遮盖或者压抑，加强弱视眼的视觉刺激，提升弱视眼的视力。但要注意健眼遮盖的时间，避免形成健眼的遮盖性弱视。

（4）精细训练：包括穿珠子、描图等传统治疗方式，可以进一步刺激弱视眼的视觉发育，有利于提升视力。

（5）视觉训练：视觉生理刺激疗法、红光闪烁刺激、精细目力训练、视觉技巧训练及双眼视功能训练等多种弱视治疗方法与媒体技术融为一体，有助于加快提升视力。

Q: 弱视会复发吗？

弱视是有可能复发的。若患者弱视治愈后，自行停止弱视的治疗，如不规律配戴眼镜、没有按时复查视力，则弱视眼的视力可能会出现回退。所以弱视患者在视力恢复后依然要定期复查。

Q: 弱视患者需要多久复查一次？需要复查哪些内容？

儿童弱视必须要定期复查。医生会根据弱视发生的原因和程度确定患者随访时间间隔；年龄越小，随访的间隔越短。弱视治愈后应巩固治疗 3 ~ 6 个月，然后逐渐降低遮盖强度直至去除遮盖，并继续随访 2 ~ 3 年。

Q: 弱视患者生活上有哪些需要注意的？

（1）使用颜色鲜亮的物件或涂料在门框、窗框和楼梯等较为危险的地方进行标记，方便弱视患者察觉。

（2）应尽量保证物品在固定位置，方便弱视者拿取。

（3）使用粗线笔，利用写字卡进行书写，以便提示书写位置。

（4）阅读时，保证光线充足，应在书桌右上方放置桌灯，尽量靠窗坐，利用光线协助阅读。

（5）家具应靠墙并固定放置，茶几、桌子等如需铺设桌布应采用颜色鲜明的颜色。

Q: 如何早发现弱视？

弱视常常发生于视觉发育关键期，但儿童常常不能清楚表达视力下降，单眼弱视的患者在日常生活中常常没有异常表现，所以尽早发现弱视的最好办法就是定期对儿童进行视力筛查。

大部分 3 岁以上的儿童，可以学会认视力表。家长可带孩子到眼科医院或妇幼保健院做视力检查，也可自己购买标准视力表或儿童视力表，挂在光线充足的墙上，在家中检查孩子视力。检查时一定要分别遮盖左右眼进行检查，防止单眼弱视被漏检；反复检查几次，若一眼视力多次检查低于相应年龄的视力下限或者双眼视力相差两行，则需进一步检查。除了视力检查以外，家长还可以带孩子到正规医疗机构定期筛查屈光状态。

Q: 家长应该如何指导弱视治疗？

（1）家长要意识到弱视的治疗不是一朝一夕的事，而是一场"持久战"，要想达到预期的治疗效果，就需要家长的协助配合。

（2）做好孩子的心理辅导工作：眼镜配好后监督孩子坚持连续戴用。初戴眼镜时视力提高不明显，这是正常现象，只要坚持戴镜，视力就会逐渐提高。配戴遮罩眼镜时不要因为小朋友的取笑而放弃治疗，家长要向孩子讲清道理，说服孩子坚持治疗。此外，家长可与老师联系，与老师说明配戴遮罩眼镜的原因，并请老师协助督促检查，同时也请老师不要让学校的学生嘲笑孩子，避免造成患儿心理压力。

（3）家长陪同治疗：在综合治疗时，精细作业的训练是主要一环。精细作业多采用穿珠子、穿针、描图绘画等方法，过程比较枯燥，孩子不易长期坚持，家长需要陪同并加以鼓励。

（4）坚持按时复查：在整个弱视治疗过程中，家长一定要带孩子坚持定期复查，便于医师及时调整治疗方案。

第四节

斜视

Q: 什么是斜视？

斜视，也叫"斜眼"，就是双眼视轴不平行。简单地讲，就斜视是当一眼注视目标时，另外一只眼发生了偏斜。这种偏斜可以表现为向内偏斜，也就是人们常说的"斗鸡眼"，也可以向外偏斜表现为外斜视，还可以表现为上斜视、下斜视。

根据融合功能对眼位偏斜的控制状况，斜视可以分为以下类型。

间歇性斜视：部分时间被眼球的融合机制控制的斜视，特点为时斜时不斜。

恒定性斜视：不能被融合机制控制的持续性斜视，特点是斜视一直存在。

根据眼球运动及斜视角有无变化还可以分为以下类型。

共同性斜视：患者各个方向的斜视角都是一致的，眼球运动没有异常。

非共同性斜视：眼球运动有不同程度的障碍或限制，斜视角随注视方向的改变而变化。根据眼球运动障碍的原因非共同性斜视可以分为两种：一种是神经肌肉麻痹引起的麻痹性斜视；另一种是各种机械性限制引起的限制性斜视。

Q: 斜视有哪些危害?

斜视的危害是多方面的。首先,斜视会影响外观及面部发育,会进一步影响到孩子的心理发育;其次,如果总是一只眼斜视,则容易发生单眼的弱视,影响视力。另外,有些斜视是间歇性出现的,为了控制斜视,孩子可能会出现视疲劳的症状,包括眼痛、头痛、近距离阅读不能持久等。

斜视最严重的危害是对双眼视包括立体视发育的破坏,双眼视及立体视的损害可能会影响孩子的空间定位感,如看不出 3D动画的立体感,严重的还会影响孩子以后的职业选择。

Q: 斜视影响视力吗?

斜视是会影响视力的,尤其是单眼恒定性斜视。患者使用一只眼注视,另一只眼长期"不工作",该眼的视力就会下降,造成单眼斜视性弱视。日后即便戴上合适的眼镜,视力也难以达到正常水平。另外,出生后 6 个月内出现的斜视,尤其是先天性内斜视,常常伴有双眼弱视。

Q: 孩子歪头可能是斜视吗?

如果出现了垂直斜视,导致两个眼睛看到的东西不一致,孩子为了平衡双眼看到的物像,就只好歪头。有很多家长误认为歪头是因为脊柱或者颈部肌肉异常导致了斜颈,就带孩子做了颈部肌肉的手术,但歪头并没有改善,这才来看眼科,发现原来罪魁祸首是斜视。如果早期治疗斜视,患儿的眼性斜颈大部分是可以改善的,但是一旦延误了治疗时机,长期的偏头就可能造成颈部肌肉、颈椎、面部肌肉发生病理改变,即使是手术矫正了斜视,

"歪脖子"也不能完全矫正。因此，建议"歪脖子"患儿的家长多留心，及早到眼科就诊，以免贻误诊治。

Q: 斜视应该怎么治疗？

斜视的治疗包括非手术治疗和手术治疗。

（1）非手术治疗：对于存在屈光不正如近视、远视、散光的患者要给予配镜进行屈光矫正；对于一些类型的内斜视，可以通过配戴眼镜完全矫正；若合并弱视，还需要进行遮盖及弱视训练提升视力；对于小度数斜视可以配戴三棱镜矫正。视觉训练可以作为斜视手术前后的补充性治疗。

（2）手术治疗：大多数的斜视患者均需要采取手术的方法来进行治疗。

Q: 斜视手术是怎么做的？有哪些风险？

支配我们眼球运动的是眼球的肌肉，也就是眼外肌，眼睛向各个方向的运动都是由眼外肌来发挥作用的。斜视手术是指对眼外肌做一个操作，在眼球表面手术，不进入眼球内部，通过调整眼外肌的位置或者长度来解决斜视。因此也把斜视手术叫作眼外肌手术。

自这类手术在世界上开展以来，到目前已有150多年的历史。目前现代斜视手术都采用显微镜微创手术，视野清晰。绝大多数的斜视手术，术后斜视都能完全矫正，可以恢复正常的外观。儿童斜视患者术后立体视也可以得到恢复。目前斜视手术是一种成熟并相对安全的手术，不会影响视力，少部分患者在短期内由于眼外肌水肿牵拉等视力略有波动，这是正常的术后反应，1～2周就可以恢复。部分患者术后会出现一过性的复视，1～2周即可消失。因为斜视手术切口是在眼球表面，"眼白"结膜的位置，所以在眼皮上没有手术瘢痕，并不影响外观。

Q: 斜视手术后如何护理？

（1）避免全身感染。患者出现感冒、发烧等情况时要及时治疗。

（2）注意用眼卫生，不要过度用眼、揉眼，避免眼睛过度疲劳，保证充足睡眠，适度活动。

（3）饮食上注意营养摄入要均衡，忌辛辣刺激性食物。注意避免食用引起过敏的食物，适当食用蛋白质丰富的食品。

（4）遵医嘱按时使用眼药水，如果存在突然眼红、分泌物增加的情况及时就诊。

（5）术后早期可能出现复视，即视物成双的情况，此时不用过分担忧，按医嘱定期复查即可。

（6）术后配镜治疗及视觉训练。有屈光不正的患者，术后需遵照医嘱及时配镜治疗。如有弱视，需在医生指导下进行弱视训练。有双眼视缺陷及立体视功能缺陷的患者术后应遵医嘱进行相关训练。

Q: 斜视手术后还需要康复训练吗？

斜视手术的最主要目的是恢复双眼视功能，但部分患者在斜视手术后依然存在双眼视功能异常及立体视差等情况，此时需要进行相应的视觉训练，提升双眼视功能，改善立体视。

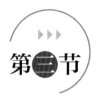

第三节

眼球震颤

Q: 什么是眼球震颤?

眼球震颤是一种不自主、有节律性、往返摆动的眼球运动,严重危害视力及视功能,发病率为 1/20 000 ~ 1/350。正常人看东西、注意目标时,眼睛应该固定,而眼球震颤的患者在注视目标的时候,眼球是颤动的,颤动方向常为水平、垂直、旋转,以水平震颤多见。

眼球震颤可以是一种单纯独立的疾病,也可以与其他眼部或者全身疾病相伴,如白化病、神经系统病变、听觉系统病变及遗传代谢疾病。先天性特发性眼球震颤是一种先天性冲动性眼球震颤,其眼部与神经系统无异常,常常有遗传性。眼球震颤常分快相和慢相,在某一方向眼球震颤最重,称为快相;在某一方向眼球震颤最轻甚至消失,称为慢相或中间带,在此方向视力可以显著提高,患者常喜用代偿头位使此方向经常位于视野正前方,以提高视力。

Q: 眼球震颤有哪些危害?

(1)视力下降。眼球震颤患者在注视目标的时候眼球无法固定，会引起视力下降。尤其是儿童时期的眼球震颤可对视觉发育带来不利影响，造成弱视，影响成年后的生活。

（2）异常头位，即视物歪头。这是因为眼球震颤患者为了减轻眼球晃动，在某一注视角度上获得比正前方更好的视力，出现异常头位。常见的异常头位有水平面转、仰头低头、左右歪头甚至混合头位。患者在异常头位下视力更好，但同时会导致面部、颈部发育畸形，并且影响双眼视觉发育、造成视野限制。

（3）晃头。晃头在眼球震颤患儿中也比较常见，也是减弱眼球震颤的一种机制，有时可能是一种独立的疾病。

（4）眼球震颤患者常常合并屈光不正及斜视。

Q: 眼球震颤如何治疗？

（1）对因治疗：对于神经系统病变和听觉系统病变引起的眼球震颤先治疗原发疾病。

（2）矫正屈光不正：若患者合并屈光不正，需要戴镜矫正。

（3）戴三棱镜改善异常：通过配戴三棱镜的方法，可将眼球震颤的中间带移到正前位置，以矫正异常头位。

（4）眼外肌手术：通过眼外肌手术，将眼球震颤的中间带移到正前位置，矫正异常头位，降低眼球震颤的幅度和频率；对于中间带不明显的眼球震颤类型，可以进行本体感受器的切除或者破坏，以降低眼球震颤的幅度、频率。

▶▶▶ 第三章

白内障、青光眼

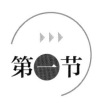

第一节

白内障

Q: 什么是白内障?

白内障是由晶状体混浊导致的视觉障碍性疾病。各种原因导致晶状体蛋白质变性而发生混浊，使患者出现不同程度的视力下降，称为白内障。白内障根据发病年龄可分为先天性白内障和后天性白内障；后天性白内障又分为老年性白内障、并发性白内障、外伤性白内障、代谢性白内障、药物性白内障及中毒性白内障。白内障的早期症状一般不明显，仅为轻度的视物模糊，患者可能误以为是老花眼或眼疲劳，极易漏诊。中期以后患者的晶状体混浊逐渐加重，视物模糊的程度也随之加重，并可能出现复视、斜视、近视、眩光等异常感觉。随着病情进展，患者最终可完全失明。

Q: 白内障有哪些症状?

白内障有很多的症状，具体如下。

（1）视力下降：这是白内障最主要的症状。如果是晶状体周边部混浊，早期可能对视力影响不大，但是在中央部的混浊，即使范围小、程度很轻，也会严重影响视力。白内障患者在强光下时，由于瞳孔缩小，进入眼内的光线更少，视力反而不如在弱光下好。

（2）单眼复视：因为晶状体出现不均匀的混浊，可能会导致屈光力不均匀，从而出现光线散射，表现出复视的情况。

（3）屈光改变：突然视力提高，或者老视症状减轻，常见于核性白内障，这是由晶状体屈折力增强而引起的。发生白内障后，晶状体各部混浊程度不一，对光线的折射能力不同，可导致"晶状体性散光"。

（4）色觉的改变：晶状体混浊后对某些光的色觉敏感度下降。晶状体颜色的改变也会影响色觉。

（5）对比敏感度下降，视物模糊：在日常生活中，人眼需要分辨边界清晰的物体，也需要分辨边界模糊的物体，后一种分辨能力则称为对比敏感度。部分白内障患者有可能视力下降不明显，但是对比敏感度显著下降，即视功能减退。

（6）眼前有黑影：眼前有黑影常表现为视野缺损。

（7）眩光：对太阳光和灯光等亮光出现不适应，甚至面对强亮光时丧失视力。

Q: 为什么会得白内障?

衰老、化学损伤、物理损伤、手术、炎症、药物或某些全身性疾病等各种原因，可使眼内的环境发生改变，导致晶状体的代谢出现异常，从而引起晶状体混浊，导致为白内障。白内障出现的机制非常复杂，一般认为，可能是自由基损伤或者晶状体上皮细胞过度凋亡、晶状体蛋白异常等原因，最终导致了晶状体的皮质或核出现混浊。增加白内障风险的因素包括年龄增加、青光眼、高度近视；糖尿病、半乳糖代谢障碍、钙代谢障碍等（与代谢性白内障有关）；强光刺激、过度日光照射、吸烟、酗酒、肥胖、营养不良；眼部外伤史、炎症史、手术史、长期使用糖皮质激素和缩瞳剂等药物。

所以，白内障的发生并不是某一个单一的因素引起的，可能是体内外各种因素对晶状体长期综合作用的结果。临床上没有很有效的办法预防白内障的发生。

Q: 得了白内障怎么治疗？

白内障的治疗主要有药物和手术两种途径，药物治疗仅适用于部分症状轻微、尚未达到手术标准的患者，或是因某些原因（如严重的心脑血管疾病、麻醉药物过敏等）无法接受手术治疗的患者。目前临床上多种抗白内障药物效果均不明确，手术是治疗白内障的主要方式，目的是切除已经混浊的晶状体，并植入人工晶状体。

目前的白内障手术治疗方式包括小切口白内障囊外摘除术、超声乳化白内障吸除术、飞秒激光辅助的超声乳化白内障吸除术联合人工晶状体植入术，术式成熟，疗效较好，开展广泛，可作为患者的首选治疗方案。小切口白内障囊外摘除术是目前我国基层医院的主要术式，切口较大，需要缝合；超声乳化白内障吸除术组织损伤小，手术时间短，切口小不需缝合，术后视力恢复快，是目前我国城市地区的主要手术方式；飞秒激光辅助的超声乳化白内障吸除术精确度高，可重复性和可预测性好，但价格相对昂贵，疗效与超声乳化技术相比无显著差异。

Q: 什么时候做白内障手术?

白内障治疗的最佳时机没有特别的规定。以前认为白内障进入成熟期,为手术最佳时期。但白内障手术技术越来越成熟,通常选择白内障超声乳化吸除术联合人工晶状体植入手术。所以,未成熟白内障也可以进行手术。一般认为,患者矫正视力低于0.5,可以进行白内障手术;有些患者矫正视力高于0.5,但是因为出现了复视、多视等症状,影响到日常工作或生活也可以进行手术。另外,如果患者伴有其他的眼部疾病,如青光眼,或者各种眼底病变等,也可以提早手术。所以,患者出现白内障是否需要治疗,需要到医院眼科检查再确定。

Q: 白内障手术有什么风险?

老年人做白内障手术,会有一定的风险,包括全身及眼部并发症等。

老年白内障患者,大多有高血压、糖尿病或者心脑血管疾病等,尽管术前会先控制好各项指标,术中及术后还是容易出现各种手术意外。同时白内障手术本身也有一定的风险,会出现各种并发症,如眼内感染、眼内出血及驱逐性出血、晶状体后囊破裂、后囊混浊、角膜内皮损伤、角膜水肿、眼内压升高、视网膜脱离等,但近年来由于手术方式的改进,并发症已大大减少。有些年龄偏大的患者,白内障程度比较严重,也会使手术难度增加,手术风险增高。

当然,只要老人身体状况良好,经过严格的术前检查,完全符合白内障适应证,那么进行白内障手术的风险应该不会很大。

Q: 白内障手术后注意事项是什么？

白内障手术后注意事项有很多，具体如下。

（1）遵医嘱使用眼药水：白内障手术后常规使用抗生素眼药水以及激素眼药水，如左氧氟沙星滴眼液及妥布霉素地塞米松滴眼液等。

（2）遵医嘱定期医院复查：一般情况下，白内障手术后第一天应常规复查，如果没有任何异常，可以正常出院。要求患者术后1周、1个月、3个月定期复查。如果发现眼睛有任何不适的表现，应及时就诊。

（3）养成良好的生活习惯：包括多休息、少看手机电脑；保证充足的睡眠；注意眼部卫生，保持眼部清洁，防止感染；避免剧烈运动，防止眼部外伤。

（4）注意均衡饮食：尽量补充各种纤维素以及新鲜的蔬菜、水果，防止便秘。

Q: 人工晶状体的种类有哪些？

人工晶状体现在发展非常快，有很多种类型。从最初始的硬性晶状体发展到折叠晶状体，到现在出现各种功能的折叠晶状体，人工晶状体发展的过程正是科学技术发展的过程。

现在临床上常用的人工晶状体是折叠型人工晶状体。折叠型人工晶状体分为很多种，根据光学特性又分为球面的和非球面的，球面就是患者使用球面形的晶状体，晶状体的边缘可能会出现一些不连续或者改变；而非球面的晶状体会把这些因素去除掉，让患者在晶状体光学部边缘所看到的物像和光学部以外的连接更加平滑，没有视觉上的变形。

现在随着技术的发展出现了更多功能的晶状体，如能够矫正散光的晶状体，称为 Toric 晶状体；还有就是能够形成三个焦点的晶状体，可以看远、中、近三个焦点，有了它患者就回到了年轻的状态，就是远、中、近都能够看到，不需要戴近视镜，也不需要戴老花镜。之前的单焦点人工晶状体是用来看远的，如果看近可能就要戴老花镜，看远可能要戴近视镜。多焦点的人工晶状体，也就是大家说的双焦点人工晶状体，它只是能够看远看近，中间视力就会稍微要差一些。

这些晶状体都是在光学技术的发展上研发的新产品，可满足不同的患者的需求。当然，每种产品在使用上都有特定的适应证。这些晶状体里面没有最好，只有最适合，患者一定要跟眼科医生进行充分的沟通，来决定自己适合使用哪一种晶状体。

Q: 白内障手术后还会复发吗?

手术之后白内障是不会复发的，但是人工晶状体有一层膜叫作后囊，随着时间的延长，部分患者会发生混浊。这和白内障复发是两个概念，对于后囊的混浊，临床上称作后发性白内障，治疗上只需要在门诊进行激光治疗，就可以将视力恢复到白内障手术之后的状态。但对于一些超高度近视患者，激光治疗后发性白内障可能会导致视网膜裂孔，从而增加视网膜脱离的风险，此类患者可能需要进行玻璃体手术切除来治疗。

Q: 怎样预防老年性白内障？

（1）应尽量避免诱发本病的因素，如紫外线、红外线、电子辐射等，应戴防护镜和保护帽，日常不要让强光直射，可戴墨镜进行防护。

（2）积极治疗能诱发白内障的慢性疾病，如高血压、糖尿病、高脂血症、肺心病等。

（3）平时要保持心情舒畅，情绪稳定，避免长时间看书、看电视，保证休息，定时做眼保健操，以防眼睛过度疲劳。

（4）饮食上要多吃瓜果蔬菜，控制饮水量，不吸烟、少喝酒，适当多吃些富含微量元素锌、硒的食物，如瘦肉、虾、牛奶、花生等。

（5）有白内障家族史者，应定期到医院做检查，做到早期发现、早期治疗。

第二节

青光眼

Q: 什么是青光眼?

青光眼是特征性的视神经病变伴有相应视野缺损的一组疾病，眼压升高是其原发危险因素之一。青光眼是全世界第一位的、不可逆性的致盲眼病。它的发病具有遗传倾向和家族聚集性。眼压增高的原因是房水循环的动态平衡被破坏，眼压增高幅度越大、持续时间越久，视功能损害越严重。不同类型的青光眼，临床表现也不尽相同。

Q: 青光眼分为哪些类型?

临床上通常将青光眼分为原发性青光眼和继发性青光眼，原发性青光眼又分为开角型、闭角型、发育型三大类。原发性闭角型青光眼就是房水循环的"下水道"盖子被堵住了，导致房水不能正常排出，在医生进行房角镜检查时，无法看到小梁网、巩膜突和睫状体带等结构；而原发性开角型青光眼是房水循环的"下水道"里面管道阻塞，导致房水引流不畅，房角镜检查时可以看到正常开放的房角结构。

Q: 哪些表现可能是得了青光眼?

我们眼睛里的水并不是一潭"死水",而是源源不断的"循环水",可以带来营养物质,也可以带走眼内的"废物"。通俗些讲,闭角型青光眼就是房水循环的"下水道"盖子被从外面盖上了,从而流通不畅。这个过程若是急性的,症状就比较明显,轻者可以出现虹视伴有轻微的眼部酸胀,严重者会出现剧烈的眼胀痛、视力下降,甚至恶心、呕吐;这个过程若是慢性的,表现为时常眼部酸胀,也可以没有明显的不舒服,但会慢慢出现视野缺损。

开角型青光眼是房水循环的"下水道"网眼里面因为各种原因阻塞而使房水流出的阻力增大,导致房水引流不畅,这种类型的青光眼症状较轻微,绝大多数患者没有明显的眼部不适症状,少数可表现为偶尔眼部酸胀,如果不及时发现和治疗,可出现严重的视功能损害。

Q: 哪些人容易得青光眼?

因为青光眼是不可逆性的致盲疾病,应该对青光眼保持警惕,具有以下特点的人群应定期筛查青光眼:年龄超过 40 岁、具有青光眼家族史、高度近视、患有糖尿病、长期使用激素类眼药水或服用激素类药物的患者。

Q: 眼压不高就不是青光眼吗?

"眼压高"仅仅是青光眼发病的原发危险因素之一,并不是青光眼的诊断标准。临床上,有一部分眼压正常但也存在特征性青光眼性视神经损害和视野缺损的患者,被诊断为"正常眼压性青光眼"。所以千万不要认为眼压不高就万事大吉了,具有危险因素的人群应定期到眼科门诊排查青光眼。

Q: 只有中老年人才会得青光眼吗?

高龄确实是青光眼的一个危险因素,建议超过 40 岁就定期进行眼科检查,但是青光眼并不是中老年人的"专利"。有一类青光眼是房角发育异常所致,表现为传统的房水引流通路结构发育不全,临床上有先天性青光眼和青少年性青光眼等。儿童青光眼也可与其他眼部发育异常有关,如 Peters 异常、Axenfeld-Rieger 综合征、先天性无虹膜等。在继发性青光眼患者中,发病则没有与年龄的明显关联,而与相关继发因素的发生时间有关。

Q: 青光眼能根治吗?

青光眼是无法根治的,就像我们熟悉的"高血压"和"糖尿病"一样,医生一旦做出诊断,"青光眼"这个"帽子"就会伴随终身。但患者不必焦虑和恐惧,虽然青光眼性的视神经损害、视野缺损具有不可逆性,但一旦发现,尽快治疗,遵照医嘱定期随诊,就可以有效控制视功能损害的进展。青光眼专科医生治疗该疾病的使命就是提高青光眼和可疑青光眼患者的眼健康,只要和医生充分沟通定期随诊,绝大多数患者都可以在有生之年保存好有用的视功能。

Q: 青光眼的治疗方式有哪些?

研究表明,对于青光眼的治疗,目前唯一有效的方法就是降低眼压。无论哪种治疗方式，目的都是将眼压降低至不损伤视神经的水平。总体而言，青光眼治疗分为药物、激光和手术等方式，医生会根据患者的病情和生活状况，在和患者充分沟通的情况下选择其中的一种或几种方式进行治疗，在随诊过程中也会根据病情的变化及时调整治疗方案。以往常行传统滤过性手术（如小梁切除术），但传统滤过性手术术后并发症较多，近年来青光眼微创手术开始应用于临床。

Q: 青光眼看病过程中最应该注意的一点是什么？

对于青光眼的诊治，"三分靠医生，七分靠自己"，医生做出准确的诊断、给予恰当有效的治疗固然重要，但是青光眼是个终身疾病。无论是规律点眼药水还是手术后的护理，都需要患者自己积极配合才可以使医生制订的治疗方案发挥最佳效果。其中，最应该注意的一点就是定期随诊。医生会根据患者的病情，调整治疗方案和随诊频率。

Q: 青光眼会遗传吗？

原发性青光眼会遗传，具有家族聚集性。原发性开角型青光眼患者的一级亲属，患有青光眼的概率是正常人的 4～9 倍；闭角型青光眼也同样具有遗传倾向。因此，具有青光眼家族史的人群被归类为发生青光眼的高危人群。简言之，如果某人的祖父母、外祖父母、父母和兄弟姐妹被诊断患有青光眼，强烈建议其及时到眼科门诊就诊排查青光眼。

▶ ▶ ▶ 第四章

眼底病

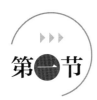

第一节

黄斑变性

Q: 黄斑是什么?

经常有患者会非常焦虑地提到自己长黄斑了,但其实黄斑并非是一种"增生",而是人眼的正常结构之一,也是决定视力好坏的核心区域。黄斑位于眼球内侧视网膜正中央的位置,黄斑区的中央形成一个生理性的凹陷,也叫黄斑中心凹,该区域存在高度密集的感光细胞,可接收外界的图像信号并且最终传递到大脑被我们所感知。

因为人眼主要依靠黄斑获得核心视力和中央视野,黄斑发生病变后通常会有较为明确的主观症状。一旦黄斑发生病变,常会出现正前方中央区域遮挡、视物变形等症状,严重影响生活。

Q: 什么是年龄相关性黄斑变性?

年龄相关性黄斑变性就是人们常说的老年黄斑变性,是一种眼底黄斑区的退行性改变,也是老年人最常见的严重威胁视力的疾病之一,严重者可致盲。在亚洲,年龄相关性黄斑变性的发病率大约为7.38%。而在2000年和2020年我国华南地区的流行病学调查中,年龄相关性黄斑变性的患病率分别为6.64%和6.74%。

年龄相关性黄斑变性发生在人眼视觉功能的核心区，该区域的代谢功能受影响，将进一步导致结构受损，发生病理性的改变。年龄相关性黄斑变性的发病原因复杂，目前还没有完全明确其发病机制。研究表明，年龄是年龄相关性黄斑变性最为重要的独立危险因素，其发病率随着年龄增长显著升高。除此之外，遗传因素、环境因素以及吸烟、高热量饮食等个人生活习惯都可能对年龄相关性黄斑变性的发病有影响，因此保持健康的生活习惯也十分重要。

年龄相关性黄斑变性可严重威胁视力，因此一旦发现应及时采取有效的治疗措施，以最大限度地保留视功能。如果错过最佳的治疗时机，黄斑区可能会形成不可吸收的瘢痕，导致无法逆转的视力损害。

Q: 年龄相关性黄斑变性只有老年人才会得吗?

顾名思义，年龄相关性黄斑变性是一种年龄相关的疾病，且年龄大是最重要的危险因素。世界卫生组织将老年人定义为"65岁以上"，联合国也是把年龄 65 岁以上定义为老年。

尽管人们常常习惯将年龄相关性黄斑变性称为老年黄斑变性，但大量的流行病学研究表明，该病并非仅仅发生在 65 岁以上的老年人群中。尽管老年人群年龄相关性黄斑变性的患病率更高，但该病同样可以发生于小于 65 岁的中年人群。尤其是在亚洲地区，高发的年龄相关性黄斑变性的亚型——息肉状脉络膜血管病变中，发病人群更加年轻化。因此，我们可以说老年人更容易发生年龄相关性黄斑变性，但并非只有老年人才会得这个病。

Q: 通过什么办法可以早期发现年龄相关性黄斑变性?

年龄相关性黄斑变性的病变位于眼底视网膜的中央部位,也就是常说的黄斑。此处的病变,一般会引起明显的视觉症状,如看东西变形扭曲、正前方黑影遮挡、中央视野部分缺损等。一旦出现这些症状,尤其是中老年人,应该高度怀疑黄斑病变。较为简易的自我检查方法是使用阿姆斯勒方格表,当遮挡任何一只眼睛进行单眼自我检查时,如果出现图 4-1 中所示的表格模糊不清中心暗点、表格中央变形、表格出现部分缺损等症状,都表明被检查眼可能发生了年龄相关性黄斑变性。

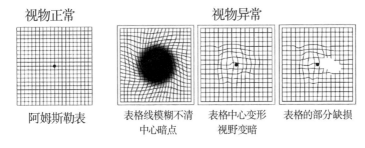

图 4-1　年龄相关性黄斑变性的视物表现

当然,即使出现了上述表现,仍需要和其他黄斑疾病进行鉴别。因此,出现症状或进行初步自我检查后,应该尽快就诊,经过眼底病科医生的检查,并完善眼底黄斑的检查(主要是光学相干断层扫描)进一步明确,才能实现年龄相关性黄斑变性的早期发现。

Q: 年龄相关性黄斑变性分几种?

年龄相关性黄斑变性主要分为干性(萎缩性)年龄相关性黄

斑变性和湿性（新生血管性）年龄相关性黄斑变性两种。

干性（萎缩性）年龄相关性黄斑变性主要是代谢物沉积导致，早期并不会明显影响视力，晚期大片融合形成地图样萎缩时可能导致视力显著下降。尽管有学者认为抗氧化药物、抗炎药物、叶黄素等可能降低早期黄斑变性发生和进展的风险，但目前并没有研究证实有效的针对性治疗方法。

湿性（新生血管性）年龄相关性黄斑变性以黄斑区的出血、渗出和局部组织的水肿为主要表现，对视力的危害发生更早，进展更快，往往因为更容易被感知而获得重视。目前市场上已经有多种抗新生血管的治疗湿性年龄相关性黄斑变性的药物，给湿性年龄相关性黄斑变性的治疗带来了不同的选择，并获得了良好的效果。

Q: 得了年龄相关性黄斑变性，有什么典型症状吗？

年龄相关性黄斑变性的典型症状和发病的位置有很大关系。由于年龄相关性黄斑变性的位置在眼底的黄斑区，对应正中央核心视觉功能区，因此典型症状也首先出现在中央视野范围内。

早期的年龄相关性黄斑变性病变程度较轻、病变范围相对较小，所引起的视觉症状以视物模糊、视力轻度下降、轻微视物变形为主。

病变的中晚期，症状会更加典型，如正中央明显的视物黑影和变形扭曲，较重者甚至出现中央大范围视物不见。

对于晚期的年龄相关性黄斑变性，一旦出现黄斑区明显萎缩或者瘢痕病灶，就会出现"想看哪儿，哪儿看不见"的典型表现，通常表现为正前方视力基本丧失，而只能依靠余光获得部分视力。

Q: 年龄相关性黄斑变性会遗传吗？

年龄相关性黄斑变性是一种多因素影响的疾病，到目前为止准确的发病机制还不明确。遗传因素在年龄相关性黄斑变性中发挥着重要作用，到目前为止已经发现上百个与年龄相关性黄斑变性有关的基因突变位点。在众多的基因突变位点中，*CFH*、*ARMS2/HTRA1* 是最主要的两个相关位点。此外，氧化应激、脂质代谢等相关的基因也在年龄相关性黄斑变性中发挥一定作用。

当然，这里说的遗传因素相关，并不意味着患者一旦存在该基因突变，其子女就一定都会发生年龄相关性黄斑变性。存在这些基因突变，也就是存在易感基因，意味着发生年龄相关性黄斑变性的风险增高，但是否真的会发生、什么时候会发生，可能还是和年龄、环境因素、生活习惯等多种因素密切相关。因此，如果家里有长辈被诊断为年龄相关性黄斑变性，也不用过于担心，以免因害怕自己迟早会发病而造成巨大的心理负担，而是应该从可控因素着手，如减少长期光刺激、减少吸烟等，以降低年龄相关性黄斑变性的发病概率。

Q: 得了年龄相关性黄斑变性要怎么治疗？

年龄相关性黄斑变性分为干性（萎缩性）年龄相关性黄斑变性和湿性（新生血管性）年龄相关性黄斑变性两种，临床表现和进展特点完全不同，在治疗上也无法一概而论。

对于干性（萎缩性）年龄相关性黄斑变性来说，由于其表现为代谢物脂褐质沉积，进一步引起视网膜色素上皮层的脱离，再进一步影响感光细胞代谢物的运输排出，导致感光细胞的功能受损，最后形成萎缩性改变，称为地图样萎缩。这种萎缩性病变目前并没有很好的针对性治疗。

对于湿性（新生血管性）年龄相关性黄斑变性来说，主要表现为新生血管形成，导致局部的出血、渗出和水肿，目前临床上通常采用眼内注射抗新生血管类药物进行治疗，药物作用持续时间通常为 4 ~ 6 周，因此大部分情况下需要每月复查，按需进行治疗。尽管反复眼内注射带来了一定的经济负担和感染风险，但也给很多年龄相关性黄斑变性患者带来了显著的视力改善。此外，视网膜光凝和光动力激光治疗在某些情况下也有应用，但相对较少，只能作为补充。目前，作用时间更持久、注射间隔更长的药物正在不断研发中，相信在不久的将来能给大家带来更多更好的选择。

Q: 年龄相关性黄斑变性可以手术吗？

多数情况下，年龄相关性黄斑变性的治疗主要还是针对湿性（新生血管性）年龄相关性黄斑变性活动期的治疗，其主要治疗措施仍然是眼内注射抗新生血管药物。

那么，手术治疗在年龄相关性黄斑变性中是不是就没有用了？

这个问题要从年龄相关性黄斑变性的不同分型和不同阶段来看。对于可以眼内注药治疗的阶段，眼底主要表现为黄斑水肿、渗出、视网膜出血等，一般不会选择手术治疗，手术治疗也没有太大的作用。但是，当病变进展到晚期，形成了明显的瘢痕，眼内注药无法再获得改善时，手术治疗可能会发挥一定的作用。长期以来，国内外的眼底外科医生在黄斑移位、视网膜色素上皮 – 脉络膜移植等方向进行了探索，但由于手术难度大、手术获得的视力改善有限，目前并没有真正推广开展。

除了黄斑区的瘢痕病灶以外，还有一种特殊亚型的黄斑变性也可能需要手术治疗。作为黄斑变性的一种特殊亚型——息肉状脉络膜血管病变常常会引起大出血，当大量的出血在眼内形成玻璃体积血，由于遮挡造成严重视力下降时，通过手术清除眼内的积血可以获得一定的视觉改善。

Q: 年龄相关性黄斑变性能治好吗?

年龄相关性黄斑变性的治疗主要指湿性（新生血管性）年龄相关性黄斑变性的治疗，主要治疗方法是眼内注射抗新生血管药物。近 20 年来，不同种类的药物不断推陈出新，在给年龄相关性黄斑变性的治疗带来更多选择的同时，治疗效果也较为显著。

对于尚未形成瘢痕的活动期新生血管性黄斑变性，经过及时充分的治疗，有一部分患者可以获得非常好的预后，尤其是病灶不累及黄斑中心凹的患者，几乎可以达到治愈（治好）的状态，视觉功能也在很大程度上获得保留和恢复。此外，还有一部分患者可以达到出血吸收、黄斑水肿消退的状态，但残留一些瘢痕病灶，达到病情较为稳定的临床状态。这种状态下，患者视力恢复不如前一种，但长期稳定，也不需要持续的治疗。当然，也会有一小部分患者尽管持续给予药物治疗，仍然无法消除黄斑水肿，病变难以达到稳定状态。

总的来说，年龄相关性黄斑变性是有可能治好的，但多数情况下无法恢复正常视功能，而是达到维持一定视力的临床稳定状态。

Q: 年龄相关性黄斑变性应该如何安排复诊？

年龄相关性黄斑变性根据病变类型不同、病变阶段不同、严重程度不同，复诊的时间间隔也会有所不同。

对于干性（萎缩性）年龄相关性黄斑变性来说，其病变常呈慢性进展，在临床上没有特别好的干预办法，但由于有一定比例的干性（萎缩性）年龄相关性黄斑变性可能会转为湿性（新生血管性）年龄相关性黄斑变性，因此通常仍应定期进行随访观察。对于干性（萎缩性）年龄相关性黄斑变性来说，半年左右一次的复诊仍是有必要的。

对于湿性（新生血管性）年龄相关性黄斑变性患者，如果正在接受眼内注射抗新生血管药物治疗，应该保持每月1次的复诊频率，观察治疗的效果并判断是否需要继续接受后续治疗；如果已经进入稳定期或者瘢痕形成，则复诊周期可以适当延长到3～6个月；如果经过数年观察，病情非常稳定，可以延长至每年复诊。

当然，不论属于哪一种类型的年龄相关性黄斑变性，一旦出现明显加重或者反复的症状，都应及时尽快就诊。

Q: 年龄相关性黄斑变性治愈或者达到治愈标准后，还会复发吗？

当我们提到治愈的时候，其实更多是针对湿性（新生血管性）年龄相关性黄斑变性，因为干性（萎缩性）年龄相关性黄斑变性并没有很好的治疗方法，也难以达到治愈。目前，针对湿性（新生血管性）年龄相关性黄斑变性的治疗，主要是眼内注射抗新生血管药物的治疗，如果黄斑水肿消失、视网膜下液体吸收，或者形成了稳定的瘢痕病灶，就算是治愈或者达到了治愈标准，可以暂时停止治疗。

但即使达到治愈标准，仍然存在复发的可能性。原病灶即使形成了纤维瘢痕，还可能复发；而视网膜的其他部位，也可能出现新发的新生血管和出血。因此，即使年龄相关性黄斑变性治愈或者达到治愈标准，仍然需要在治愈后短期内定期复查，长期稳定后密切观察，一旦出现症状仍应及时就诊。

Q: 年龄相关性黄斑变性患者还可以做近视手术吗？

从定义来看，年龄相关性黄斑变性属于年龄相关性疾病，多发生于中老年人群，而近视眼手术通常是青年人群选择实现"摘镜"目的的手术。通常认为，近视手术的最佳年龄为 18 ~ 45 岁，而年龄相关性黄斑变性的患病人群通常都在 45 岁以上，从这个角度讲，年龄相关性黄斑变性患者基本都已经超过了近视手术的最佳年龄。

当然，对于相对年轻的年龄相关性黄斑变性患者而言，也并非绝对不可以做近视手术。但需要明确的是，近视手术只能提高近视所带来的视力下降，眼底黄斑变性导致的这部分视力损伤并不能通过近视手术得到矫正。此外，患者还应该接受手术前的常规评估，判断眼部条件尤其是角膜情况是否允许接受近视手术。

Q: 年龄相关性黄斑变性会传染给别人吗?

年龄相关性黄斑变性是年龄相关的受多因素影响的疾病，影响因素包括基因、环境因素、生活习惯等，但并非传染性疾病。因此，可以明确的是，年龄相关性黄斑变性并不会传染给别人。

当然，如果具有相同的遗传背景，又存在相同的生活习惯，如吸烟等，那么同时发生年龄相关性黄斑变性的概率也会相对较高。但这种同时患病或者先后发病主要还是与遗传、环境、生活习惯等因素相关，并不代表先患病者将年龄相关性黄斑变性传染给了别人。不论是自己患病，还是身边的人患病，都不需要在相处中存在担忧和顾虑。

Q: 得了年龄相关性黄斑变性，还需要继续做哪些检验或者检查?

年龄相关性黄斑变性属于一种主要发病部位在眼底黄斑的疾病。得了年龄相关性黄斑变性，除了完善基本的视力检查和眼底镜检查，最应该继续完成的检查是针对黄斑区的高清扫描即光学相干断层扫描检查、眼底荧光血管造影检查和吲哚菁绿脉络膜血管造影检查。当然，近年来随着眼底影像学检查技术手段的提高，使得无创、不需要注射造影剂的光学相干断层扫描血管成像检查也可以一定程度上呈现眼底荧光血管造影检查所能呈现的眼底情况。

通过光学相干断层扫描、眼底荧光血管造影、吲哚菁绿脉络膜血管造影、光学相干断层扫描血管成像等检查手段，可以清晰判断年龄相关性黄斑变性的类型、阶段、是否需要治疗等，为年龄相关性黄斑变性的诊断与治疗提供依据。

Q: 得了年龄相关性黄斑变性，还能戴隐形眼镜吗？

年龄相关性黄斑变性属于眼底病变，可造成无法用眼镜矫正的视力损伤，而隐形眼镜通常是屈光不正（主要是近视、散光）人群用以矫正视力的方法。

由于年龄相关性黄斑变性的病变位置在眼底，而隐形眼镜的配戴主要对角膜状态有一定要求，因此，是否患有年龄相关性黄斑变性并不影响隐形眼镜的配戴。对于患有年龄相关性黄斑变性的患者，如果存在屈光不正导致的视力下降，仍可以通过配戴隐形眼镜提高看远视力；如果视力损害严重，即使配戴隐形眼镜可能也无法提高视力。

总的来说，得了年龄相关性黄斑变性能否戴隐形眼镜，主要看角膜条件是否允许配戴接触镜，只要条件允许，就可以按需配戴隐形眼镜。

Q: 得了年龄相关性黄斑变性，如果暂时不治疗会越来越严重吗？

由于年龄相关性黄斑变性分为干性（萎缩性）年龄相关性黄斑变性和湿性（新生血管性）年龄相关性黄斑变性两种，其病变进展特点完全不同，在治疗上也不能一概而论，要根据类型来看。

对于干性（萎缩性）年龄相关性黄斑变性来说，多数情况下属于慢性进展性病变，且目前并没有非常好的针对性治疗手术，因此通常也不存在"暂不治疗耽误病情恢复"的说法。

对于湿性（新生血管性）年龄相关性黄斑变性而言，如果病变处于活动期，眼底存在出血、渗出等表现，及时治疗可以有效提高视力、改善预后，因此应该及时治疗。在发现病变后暂不治疗的情况下，湿性（新生血管性）年龄相关性黄斑变性存在进展风险，最终可能形成更为明显的瘢痕，导致视力预后明显差于及时治疗的患者。

总而言之，如果是活动的湿性（新生血管性）年龄相关性黄斑变性，一旦发现不应延误，而应积极治疗；对于已经处于稳定期（瘢痕期）的湿性（新生血管性）年龄相关性黄斑变性和干性（萎缩性）年龄相关性黄斑变性，则可以定期随访，密切观察。

Q: 得了年龄相关性黄斑变性，还能开车吗？

年龄相关性黄斑变性是一种影响视力甚至可能致盲的眼底病变，不同类型、不同阶段的年龄相关性黄斑变性造成的视力损伤程度各不相同。

根据《机动车驾驶证申领和使用规定》第十四条，申请机动车驾驶证的人应当符合下列规定：申请大型客车、牵引车、城市公交车、中型客车、大型货车、无轨电车或者有轨电车准驾车型的，两眼裸视力或者矫正视力达到对数视力表 5.0 以上；申请其他准驾车型的，两眼裸视力或者矫正视力达到对数视力表 4.9 以上；单眼视力障碍，优眼裸视力或者矫正视力达到对数视力表 5.0 以上，且水平视野达到 150 度的，可以申请小型汽车、小型自动挡汽车、低速载货汽车、三轮汽车、残疾人专用小型自动挡载客汽车准驾车型的机动车驾驶证。

因此，能不能开车，要看目前视力和视野的情况。早期年龄相关性黄斑变性患者，视力影响较小或无影响，并不影响开车；

单眼中晚期黄斑变性患者，如果对侧眼视力非常好，在 4.9 或者 5.0，且视野完全正常，理论上也可以驾驶小型汽车。当然，理想的情况仍应该是在不影响视力，或视力影响很小，双眼视力可达 4.9 以上时开车更为安全。

Q: 得了年龄相关性黄斑变性，家人需要做什么筛查吗?

年龄相关性黄斑变性属于一种多因素影响的疾病，其准确发病机制尚不明确。目前研究发现，遗传因素在年龄相关性黄斑变性中发挥着重要作用，到目前为止已经发现多个与年龄相关性黄斑变性有关的基因突变位点。但是，即使存在易感基因，可能增加发生年龄相关性黄斑变性的风险，但也并不意味着一定会发生年龄相关性黄斑变性。对于患者家人来说，如果年龄较小，仍处于青年或青少年阶段，并不需要做筛查。

由于年龄相关性黄斑变性和年龄、环境因素、生活习惯等多种因素密切相关，即使不需要筛查，仍应从可控因素着手进行防控，如减少长期光刺激、减少吸烟等，以降低年龄相关性黄斑变性的发病概率。对于患者家人中的中老年人群，则可以酌情完善眼底检查，尤其是在出现视力下降、视物变形等症状时，应尽快就诊，明确是否存在眼底病变。

Q: 年龄相关性黄斑变性和"老花眼"一样吗?

年龄相关性黄斑变性是一种年龄相关的眼底退行性改变，多发生于老年人，在这一点上，年龄相关性黄斑变性和"老花眼"存在相似之处。但是两者存在实质性的不同。不论是干性（萎缩性）年龄相关性黄斑变性还是湿性（新生血管性）年龄相关性黄斑变性，都属于病理性眼底病变，并且存在渐进性视力下降，这种病理性的视力下降无法通过戴眼镜等方式提高。与之相比，"老花眼"是生理性的老视，属于调节能力的下降，看远视力不受影响，看近视力也可以通过戴眼镜改善。

因此，可以很明确地说，年龄相关性黄斑变性和"老花眼"完全不同，后者人人都会发生，并无实质性视力损伤；前者发生于少数人，却真正会造成实质性视力损伤。年龄相关性黄斑变性需要及时就诊接受针对性治疗，"老花眼"只需一副"老花镜"即可解决。

第二节

黄斑裂孔

Q: 黄斑裂孔是什么?

黄斑裂孔是指黄斑部视网膜神经上皮组织缺损,即视网膜视物最敏锐区域发生"破洞"。根据裂孔严重程度,可以分为全层裂孔和板层裂孔。

黄斑裂孔的典型表现包括:明显视力下降,即中心视力明显减退,患者视力平均为 0.1,可感到视野中心暗点;视物变形,即将直线或直线边界物体视为曲线。一般需要通过光学相干断层扫描检查进行明确诊断。

黄斑裂孔可分为两类:一类是没有明确致病原因的,称为"特发性黄斑裂孔",多发生于 50 岁以上;另一类是由眼外伤、高度近视、眼内炎症等引起的,称为"继发性黄斑裂孔"。

Q: 黄斑裂孔怎么治疗?

黄斑裂孔一般采取玻璃体切除手术治疗。手术目的是促进裂孔闭合,通过剥除裂孔周的内界膜或前膜,松解牵拉力量,使黄斑裂孔达成解剖复位。

手术时机依据视力下降以及视物变形症状严重程度决定,中老年患者合并白内障时，可以进行联合晶状体摘除手术。

黄斑板层裂孔患者可根据临床症状进行适当保守观察。黄斑裂孔伴有视网膜脱离患者可采取玻璃体切除术联合内填充，达到封闭裂孔和使脱离的视网膜复位的目的。

Q: 黄斑裂孔治好后，视力能恢复正常吗?

通过玻璃体手术可以成功治疗黄斑裂孔，大部分患者可以获得视力提高，术前视力较差的患者可以获得较为明显的改善。

术后视物变形症状可能不会完全消失，术后视力恢复与裂孔是否闭合有关，与裂孔孔径大小及视网膜外层光感受器细胞的结构有关。一般来说，裂孔越小，越容易闭合，视力预后越好；裂孔越大，闭合越困难，视力恢复越不理想。

视网膜脱离

Q: 视网膜是什么？

视网膜是一层透明薄膜，质地柔软，位于眼球壁的最里层，整个眼球的中后部。

视网膜最薄的地方仅 0.13 mm，其解剖结构还可以细分为十层，内九层负责感受外部光线，转换信号以及传递信号，合称为神经上皮层，外一层负责维持内层结构正常更新，称为色素上皮层；视网膜后部直径约 3 mm 的区域，视觉最敏感精确，称为黄斑。

假如把眼球比作照相机，视网膜就是其中最重要的底片部分，人们看东西时，外界物体光线传入眼内，被视网膜接受便形成图像。

Q: 视网膜脱离有什么典型表现？

视网膜脱离的典型表现如下。

（1）大量黑影飘动，突然出现并且来回飘动。

（2）闪光感，眼前突然出现闪电样白光。

（3）视野缺损，眼前黑布遮挡感，并且范围持续扩大。

（4）视力下降，缓慢或突然发生，戴镜不能矫正提高。

（5）视物变形，看直的东西变弯，或双眼视物大小不一。

视网膜脱离属于眼科急症，可造成永久性视力损害，如出现以上症状，应立即前往眼科就诊。同时，在发生周边部局限视网膜脱离时，可以无明显症状。因此，高度近视、既往有眼部手术史以及头眼部外伤者，应定期进行眼底检查。

Q: 视网膜脱离是怎么引起的?

视网膜脱离是指神经上皮层与色素上皮层分离，通常由视网膜裂孔、增殖膜牵拉以及视网膜下渗出三个原因引起。

孔源性视网膜脱离：视网膜上薄弱的地方被称为变性区，发生破裂后形成视网膜裂孔，眼球内液体从裂孔进入视网膜下面，进而发生视网膜脱离，患者通常存在高度近视或头眼部外伤史。

牵拉性视网膜脱离：视网膜表面长出增殖膜，增殖膜收缩牵拉，导致视网膜脱离，患者通常存在糖尿病或头眼部手术史。

渗出性视网膜脱离：视网膜周边结构异常，导致视网膜血管内液体漏出，积聚在视网膜下，进而发生视网膜脱离，患者通常存在眼内肿瘤、眼后段炎症或肾功能不全等病史。

Q: 视网膜脱离需要怎么治疗?

视网膜脱离的手术治疗方法包括以下几种。

玻璃体切除术：即"内路手术"，切除眼球内玻璃体，排出视网膜下液体，封闭视网膜裂孔，填充惰性气体或硅油，术后一般需要保持俯卧体位配合恢复。

巩膜外垫压术：即"外路手术"，分离眼外肌及眼周组织，定位、冷冻视网膜裂孔，垫压固定使视网膜贴附，术后一般需要保持平卧体位配合恢复。

注气视网膜固定术：即"注气手术"，眼球内注入惰性气体，通过气泡顶压使视网膜复位。

视网膜光凝术：即"激光手术"，通过激光光凝封闭视网膜裂孔，避免眼球内液体进入视网膜下。

视网膜脱离的治疗一般遵循以下原则。

（1）孔源性视网膜脱离需要封闭裂孔，通过内填充或外垫压使视网膜复位。

（2）牵拉性视网膜脱离需要解除牵拉，剥除增殖膜从而使视网膜复位。

（3）渗出性视网膜脱离需要找出病因，治疗原发疾病。

Q: 视网膜脱离能治好吗？

视网膜脱离治疗的目的是使脱离的视网膜恢复原位，即通过手术达到解剖复位，使感光细胞恢复功能。但是在手术成功后，视力能否提高还取决于以下因素：视网膜脱离时间；视网膜脱离范围；视网膜脱离是否累及黄斑区；视网膜脱离是否发生其他并发症等。

对于复杂的或陈旧的视网膜脱离，存在多次手术的可能，同时在视网膜复位后，存在术后视力无法提高的可能。因此在发现视网膜脱离后，应尽快就诊，明确诊断后及时进行治疗。

第四节

中浆

Q: 什么是中浆？

"中浆"的全名叫作中心性浆液性脉络膜视网膜病变，是眼科常见的眼底疾病之一，这个疾病名称就很好地概括了该病的区域、解剖定位及病理性质。疲劳、感冒、焦虑、紧张、熬夜、休息不好、吸烟、酗酒等诱因可引起视网膜色素上皮层的屏障功能破坏，导致脉络膜的液体渗漏到视网膜色素上皮层与其内面的神经视网膜之间。简单来说就是眼球内的血管往外"漏水"了，在眼底的中心形成视网膜水肿以及局部的浆液性视网膜脱离，患者会出现看东西变形、变小、视力下降、视野中央有暗区等症状，这种病就叫作"中浆"。

Q: 中浆有哪些典型表现？

中浆的典型表现可以概括为视觉症状、眼底表现、辅助检查表现 3 个方面。

（1）视觉症状：不同程度的视力下降、视物模糊，视野中心暗点，视物变形，视物变小，色觉异常，远视，对比敏感度下降等。

（2）眼底表现：活动期中浆在后极部出现圆形或椭圆形浆液性视网膜脱离。慢性中浆患者眼底可伴发视网膜色素上皮萎缩。

（3）辅助检查。①光学相干断层扫描检查：可发现神经视网膜局部浆液性脱离，有时可见伴随的色素上皮层的脱离，深度增强模式下可检测到脉络膜增强、增厚。②眼底荧光素血管造影：造影早期可见荧光渗漏点，随着时间延迟，渗漏点逐渐扩大，表现为墨渍样扩散或炊烟样扩散。③脉络膜血管造影：可见脉络膜血管扩张以及血管通透性增强所致的片状强荧光。

Q: 哪些人容易得中浆?

中浆的患者大多数为青壮年男性，发病人群特征是典型的"重男轻女"，男女比例为（10∶1）~（5∶1），常见诱因有精神高度紧张、压力大、焦虑、经常熬夜、吸烟、酗酒等。

中浆常见于 A 型性格特征者人群，A 型性格的特点是性格急躁、个性强、易冲动、喜欢争强好胜，患者发病前常伴有应激情况发生，此时患者体内儿茶酚胺和皮质醇水平升高。此外，库欣综合征、妊娠、口服激素患者由于内源性或外源性糖皮质激素升高也容易得中浆，高血压、阻塞性呼吸睡眠暂停等患者也较常人更容易发生中浆。

Q: 中浆能治好吗?

多数中浆患者在急性发病后 4 ~ 6 个月自行好转，视力多可恢复正常，因此有人认为中浆是可以自行痊愈的。但中浆真的都会自愈吗？有学者研究报道，约 57.9% 的中浆患者可自愈，但可能存在永久性的视功能改变，如视物变形、色觉异常、对比敏感度下降等，30%～50%的患者首次发病好转后又出现复发，再次出现视力下降，10%的患者可复发3次以上。中浆患者如果病情持续4个月以上时，其眼底视网膜的视细胞功能就会发生改变，造成永久性的视力下降。

中浆虽然是自限性疾病，但是其较长的病程仍将导致不可逆的视功能损伤，患者会因视力下降、视物变形、色觉异常等困扰工作和生活。因此，建议中浆患者积极治疗。目前治疗中浆的首选方法是光动力疗法，其他方法如激光治疗、微脉冲激光治疗等在临床上也有应用。经过积极治疗后，急性中浆的治愈率约为95%，而慢性中浆治愈率约为85%。由此可见并不是所有的患者都能完全治愈，治疗前应与医生积极沟通。

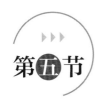

第五节

糖尿病视网膜病变

Q: 得了糖尿病，一定会发生糖尿病视网膜病变吗?

糖尿病是当前威胁全球人类健康的最主要的慢性非传染性疾病之一，2015—2017 年中华医学会内分泌学会的流行病学调查显示，我国 18 岁及以上人群糖尿病患病率为 11.2%，也就是说约 11 个成年人中就有 1 个糖尿病患者。糖尿病视网膜病变作为糖尿病的严重并发症之一，是引起成年人失明的主要原因。那么，得了糖尿病就一定会发生糖尿病视网膜病变吗?

1991—2012 年我国糖尿病视网膜病变流行病学的 Meta 分析显示，中国大陆糖尿病患者糖尿病视网膜病变的患病率为 23%，其中非增殖期糖尿病视网膜病变为 19.1%，增殖期糖尿病视网膜病为 2.8%。

1 型糖尿病患病后的视网膜病变发生率：患病 5 年后为 25%，患病 10 年后为 60%，患病 15 年后为 80%。

2 型糖尿病患病后的增殖期视网膜病变发生率：患病 5 年以内为 2%，患病 25 年以上为 25%。

以上数据可以清楚地看出，患糖尿病的时间越久，发生糖尿病视网膜病变的概率就越大。但糖尿病视网膜病变是一种可防、可控、可避免的致盲性眼病，针对糖尿病视网膜病变的可控高危因素采取相应的干预措施，有助于预防其发生和进展。

Q: 有糖尿病的患者，多久要检查一次眼底?

根据我国的糖尿病性视网膜病变指南及专家共识，对于不同类型的糖尿病，眼底筛查的时间要求不同。

（1）1 型糖尿病患者：如果在青春期前或青春期诊断的应在青春期后 (12 岁后) 开始第 1 次眼底筛查，如果是在青春期后发病则一旦确诊就应进行第 1 次眼底筛查，并且开始眼底筛查后建议至少每年应复查 1 次。

（2）2 型糖尿病患者：应在糖尿病确诊时就开始进行第 1 次眼底筛查，若筛查无明显糖尿病视网膜病变之后应每年进行 1 次眼底检查。若筛查发现糖尿病视网膜病变，则应缩短随访间隔时间，轻度非增殖期糖尿病视网膜病变患者每年 1 次，中度非增殖期糖尿病视网膜病变患者每 3～6 个月 1 次，重度非增殖期糖尿病视网膜病变患者及增殖期糖尿病视网膜病变患者应每 3 个月1 次。

（3）备孕或怀孕的糖尿病患者：应在妊娠前或第 1 次产检、妊娠后每 3 个月及产后 1 年内进行眼底筛查。

（4）如果发现糖尿病视网膜病变持续进展，则应该由眼科医生检查评估后制订更加频繁的随访计划并给予相应处理。

Q: 糖尿病视网膜病变会导致失明吗?

早期的糖尿病视网膜病变可能对视力没有明显的影响，患者由于没有察觉到糖尿病视网膜病变的存在而常常会忽视眼底的常规筛查。随着病情的发展，眼底开始出现黄斑水肿、玻璃体积血和视网膜脱离，患者会出现眼前飘黑影、视野遮挡感、视物扭曲变形、视力下降等症状。一旦等到视网膜病变进展到晚期，就会发生严重的牵拉性视网膜脱离，甚至会导致严重的新生血管性青光眼，从而引起患者失明。严重的糖尿病视网膜病变是引起成人失明的常见病因。

因此，患糖尿病的朋友如果眼底筛查发现糖尿病视网膜病变，就应该严格监测、控制血糖，定期随访检查眼底。早发现和早治疗是预防糖尿病视网膜病变失明的关键。

Q: 发生糖尿病视网膜病变该如何治疗？

（1）健康教育：了解糖尿病视网膜病变危险因素的相关知识，积极控制血糖、血压、血脂，坚持健康的生活方式，戒烟、戒酒，遵循规律的随访计划，进而达到早防早治的目的。

（2）内科辅助治疗：治疗原发病，在严格控制血糖、血压和血脂的基础上，对于轻度到中度的非增殖期糖尿病视网膜病变，可以进行内科辅助治疗和定期复查，目前常用的辅助治疗有抗氧化、改善微循环类药物（如羟苯磺酸钙），活血化瘀类中成药（如复方血栓通胶囊、复方丹参等）。

（3）眼科治疗：眼科医生评估眼底状况后，根据糖尿病视网膜病变的分期以及是否合并累及黄斑中心凹的黄斑水肿，可选择以下几种不同的治疗方法或联合治疗。①激光治疗：对于重度非增殖期糖尿病视网膜病变和增殖期糖尿病视网膜病变，尤其是合并黄斑水肿时，需要行全视网膜激光光凝治疗。②眼内注药：对于糖尿病视网膜病变合并黄斑水肿或者眼内新生血管者可以进行眼内注药治疗，目前常用的药物有雷珠单克隆抗体、贝伐珠单克隆抗体、阿柏西普、康柏西普、激素等，需要多次治疗，定期复查。③手术治疗：一些严重的糖尿病视网膜病变可出现不能自行吸收的玻璃体积血、牵拉性视网膜脱离等情况，此时需要进行玻璃体切割手术治疗。

Q: 怎么预防和控制糖尿病视网膜病变？

糖尿病视网膜病变是一种可防、可控、可避免的致盲性眼病，该病的发病机制复杂，多种因素的交互作用使患者从无症状逐步进展。针对糖尿病视网膜病变可控的高危因素采取相应的干预措施，有助于预防其发生和延缓进展，减少视力丧失。

（1）控制糖尿病视网膜病变的危险因素。糖尿病的病程、青春期发病、易感基因等因素是糖尿病视网膜病变不可改变的危险因素，无法控制。但患者完全可以控制以下的危险因素：血糖、血压、血脂，以及吸烟、饮酒、肥胖、饮食习惯等。①血糖控制不良的糖尿病患者发生糖尿病视网膜病变的风险将增加4倍，早期强化和持续地控制血糖可以减少包括糖尿病视网膜病变在内的并发症。②高血压相关的血管变化与糖尿病血管异常相互影响，强化血压控制可以显著降低糖尿病视网膜病变发生和进展的风险。③若血脂代谢异常，建议降低胆固醇、甘油三酯水平以预防微血管并发症发生，有利于降低糖尿病视网膜病变的发生风险。④吸烟、饮酒、肥胖等会增加糖尿病视网膜病变的发生率，戒烟、戒酒、控制体重、合理饮食、适当运动，保持健康的生活方式可以帮助预防糖尿病视网膜病变的进展。

（2）糖尿病视网膜病变的早期诊断和有效治疗。糖尿病视网膜病变研究组和糖尿病视网膜病变早期防治研究组的研究结果证实，对糖尿病患者进行眼底筛查，发现糖尿病视网膜病变后定期随诊，接受必要、适当的视网膜光凝、眼内注药和玻璃体手术治疗可以使 90% 的患者避免严重视力下降。这对于控制糖尿病视网膜病变有重要意义。

第六节

视网膜母细胞瘤

Q: 什么是视网膜母细胞瘤？

视网膜母细胞瘤是儿童最常见的眼内恶性肿瘤，占所有儿童恶性肿瘤的 2% ~ 4%。常见于 3 岁以下儿童，2/3 的患者在 2 岁前被确诊，而在 5 岁前确诊的比例约为 95%。该病在成人中罕见。该病具有家族遗传倾向，可单眼、双眼先后或同时发病。该病除影响眼部以外，还可发生颅内及远处转移，从而危及患儿生命。早期发现、早期诊断及综合治疗是提高治愈率、降低死亡率的关键。

Q: 视网膜母细胞瘤有什么眼部表现？

视网膜母细胞瘤多发生于 3 岁以下的儿童，因此不易早期发现。大多数患儿表现为白瞳，就是老百姓常说的"黑眼仁"发白了。一部分患儿会出现眼斜，这是因为眼肿瘤导致眼睛视力丧失而出现了斜视。还有一部分患儿因为眼肿瘤导致继发性青光眼，出现眼红、眼胀痛、流泪等表现。

Q: 视网膜母细胞瘤是什么引起的？

1/3 患者是由遗传引起的，*RB1* 基因的异常是先天性的（出生时存在），并且存在于身体的所有细胞中。尽管其被称为"遗传性的"，但在大多数患儿中，并没有这种癌症的家族史。其余 2/3 的视网膜母细胞瘤是非遗传的，是由于基因突变引起的，*RB1* 基因的异常仅在一只眼睛的细胞中发生，造成这种变化的原因尚不清楚。

Q: 视网膜母细胞瘤的发病率高吗？

在全球范围内，每 15 000 ～ 20 000 名新生儿中，就有 1 名患有视网膜母细胞瘤。我国每年新增患者约 1100 人，没有地区、种族及性别差异。2018 年 5 月 11 日，国家卫生健康委员会等 5 部门联合制定了《第一批罕见病目录》，视网膜母细胞瘤被收录其中。

Q: 视网膜母细胞瘤的确诊依据是什么？

病理检查是确诊视网膜母细胞瘤的"金标准"，但通常不主张眼内穿刺检查。临床上，主要根据家族史、患儿年龄、症状、体征，以及眼 B 超、CT、磁共振成像等辅助检查结果确诊。典型的视网膜母细胞瘤可在眼 B 超及 CT 上显示钙化灶。对于一些复杂的、不典型的、难以鉴别的病例可行眼内探查 + 病理检查。分化型视网膜母细胞瘤最具特征性的组织病理学改变为肿瘤细胞形成菊花团样结构。

Q: 视网膜母细胞瘤会致命吗？

目前，通过联合治疗方法，大部分患儿不会影响生命安全。

根据视网膜疾病的国际分类标准，对于 A ~ C 期肿瘤，不仅不会引起生命危险，还能有高达 95% 以上的保眼球率；然而对于 D ~ E 期，即肿瘤已出现玻璃体腔种植，传统治疗方法有限，尽管大部分患儿也不会有生命危险，但是保眼球率只有 50% 左右。

Q: 视网膜母细胞瘤的治疗方法有哪些?

由于视网膜母细胞瘤患者大多为幼童，发现时病情常常已经是晚期。及早发现并且采取治疗，对于患者的预后更为有利。其主要治疗手段包括眼球摘除、全身静脉化疗、眼动脉内化疗、眼周化疗、玻璃体腔化疗、放射治疗、激光治疗、冷冻治疗等。而全身化疗联合眼局部治疗，一直被作为视网膜母细胞瘤一线治疗方法。

Q: 视网膜母细胞瘤可以治愈吗?

视网膜母细胞瘤是治愈率最高的恶性肿瘤之一，总体而言预后较好。其预后取决于肿瘤的临床分期、病理分型、治疗方法等因素。早发现、早治疗是获得良好预后的关键。眼内期肿瘤的五年生存率超过 90%；其中 A ~ C 期肿瘤，保留眼球的比率高达 95% 以上。并且，患者成年后可借助产前诊断等技术实现孕育健康后代的可能。

Q: 成年人会得视网膜母细胞瘤吗?

成年人也可发生视网膜母细胞瘤，但非常罕见。由于罕见，成人视网膜母细胞瘤常常因被首先鉴别成其他视网膜肿瘤或眼内肿瘤而延误诊断。对于不典型病例，细针穿刺活检或玻璃体切割取标本免疫组化染色是最有用的诊断方式。文献报道有约 1/3 的成人视网膜母细胞瘤因诊断困难，采取活检后才确诊。成人视网膜母细胞瘤保眼球率差。

Q: 儿童期视网膜母细胞瘤得到控制后，在日常生活中需要注意什么？有其他并发症吗？

视网膜母细胞瘤需要终身随访。在肿瘤得到控制后，根据情况 1 ~ 3 个月安排复查，如发现肿瘤复发或出现新的肿瘤病灶，则再次进行治疗，直到病情得到控制。眼球摘除的肿瘤患者术后每 3 ~ 6 个月复诊，要注意对侧眼的情况。一般认为病情稳定至 6 ~ 7 岁即可视为治愈，可间隔 6 ~ 12 个月复查。12 ~ 13 岁后可安排每 2 ~ 3 年 1 次的定期随诊，随诊时要注意头部软组织、颅脑、皮肤及骨骼等部位第二肿瘤的发生。

对于视力受损或眼球摘除的患者，日常生活中需注意避免外伤。此外，视网膜母细胞瘤患儿正处于发育期，还需关注其心理状况，予以充分的家庭支持、心理支持及社会支持以提高其生活质量。

建议视网膜母细胞瘤患者在条件允许的情况下进行基因检测，孕育后代时进行遗传咨询，以减少生出患儿概率，并且在后代出生后及时带其进行新生儿眼底筛查，早期发现、早期干预，改善预后。

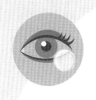

▶▶▶ 第五章

眼表疾病

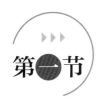

第一节

眼表疾病

Q: 角膜有问题是不是换个角膜就好了？

"医生我角膜发炎了，是不是要换个角膜啊？"大家都听说过角膜移植，但角膜病变并不是都需要进行角膜移植治疗的。角膜的病变分很多种，比如感染性角膜炎、角膜溃疡、角膜变性等。很多角膜疾病通过药物治疗就可以痊愈，并能恢复很好的视力。角膜移植往往并不是治疗的第一选择，别人的角膜总没有自己的好。但当角膜病变严重，药物治疗无效，或者角膜出现瘢痕导致视力无法恢复时，角膜移植能给患者重获光明的机会。可角膜不是移植了就好了，移植手术结束后需要患者积极随访和护理，和医生一起保护宝贵的角膜。

Q: 眼睛突然红了是不是要赶快看急诊？

"一照镜子眼睛突然红了一大片，看了好可怕。"很多人都经历过眼白突然红了一片的情况，但没有任何症状，不疼也不痒，看东西还很清楚。这是结膜下血管破裂导致的结膜下出血，这种情况可能与高血压、高血脂、血管硬化等血管性疾病相关。但这时不用着急，可以到眼科门诊就诊。

但如果我们自己看到白眼球表面很多血丝，眼睛很红，尤其还伴有眼痛、视力下降、分泌物增多等症状时，一定要注意，可能是出现了青光眼、葡萄膜炎或眼部感染，这时应及时到眼科就诊，避免耽误病情。

Q: 眼痒一定是过敏吗?

绝大部分眼部过敏都会引起眼痒，但眼痒可不一定都是过敏。眼部过敏、视疲劳、干眼、化妆品刺激、药物刺激、感染都会出现眼痒的症状。这时我们还要判断是否同时伴有眼干、眼部水肿，是否有分泌物（分泌物的性状），是否伴有鼻子痒、打喷嚏等症状。如果眼痒持续不缓解，有异物感，伴有大量的分泌物，视力受到影响，眼睛疼痛，建议到眼科寻求眼科医生的帮助。

Q: 眼睛长了麦粒肿怎么办?

麦粒肿（睑腺炎）就是老百姓常说的"针眼"，它是由我们眼皮上的睑板腺或皮脂腺感染导致的，表现为眼皮红肿，摸起来很疼。由于是局部感染，这时应该选择抗生素滴眼液治疗。在极早期可以对眼皮进行热敷，加快吸收。但当眼皮红肿明显时就不应该再热敷了，这样会加重局部肿胀。如果皮肤出现"脓头"一定切忌自行挤压，需要到眼科就诊，由医生决定治疗方案。

Q: 结膜炎会传染吗?

结膜炎是结膜炎症的统称，一部分结膜炎是有传染性的，如病毒性结膜炎、细菌性结膜炎，以及我们常说的由沙眼衣原体感染导致的沙眼。如果感染了这些结膜炎一定要注意卫生、避免揉眼，以免造成交叉感染。但还有一大部分结膜炎并不是感染造成的，如最常见的过敏性结膜炎，它是由接触过敏原导致的，并不具有传染性。在眼科就诊时，如果患者所患的结膜炎具有传染性，医生一定会提醒的。

Q: 眼睛进了异物怎么办？

"眼睛里不揉沙子"这句俗语说得没错，当异物进了眼睛一定非常难受，因为角膜是我们全身最敏感的部位。但异物进了眼睛一定要避免用力揉搓，因为这样可能会造成二次损伤。多数异物可以被自己的眼泪冲出来，当然也可以用人工泪液之类的眼药水滴眼，很多异物可以随眼药水流出。如果这种方法无效，建议前往医院就诊检查，并取出异物。

Q: 长期戴隐形眼镜有什么危害？

长期配戴隐形眼镜是存在风险的。首先，隐形眼镜会造成角膜缺氧，长期使用会造成角膜损伤、干眼并且增加感染的风险。因此眼科医生是不建议长期配戴隐形眼镜的，尤其是美瞳。美瞳的透氧性相较透明隐形眼镜更低，危害性也更高。如果一定需要配戴隐形眼镜建议选择高透氧率的，最好使用日抛的，减少护理难度及感染风险，并且定期到眼科检查，避免出现严重的并发症。

Q: 婴儿总有眼屎怎么办?

婴儿出生后总有眼屎可能是出现了新生儿泪囊炎。这是因为泪道有个瓣膜(hasner 瓣)没有打开,造成泪道不通,产生了炎症。一般来说可以采用手法按摩促进瓣膜打开,或者就是观察与等待。这个瓣膜一般会在生后 9 ~ 12 个月自行打开,如果超过 9 个月甚至 1 年,孩子还没好,那就需要积极治疗,首选是到医院进行泪道探通。

Q: 干眼只用人工泪液就可以吗?

人工泪液确实是干眼的基础治疗方法之一,但是干眼往往并不是简单的眼泪少造成的,而往往是多因素造成的,如眼部睑板腺功能障碍、不良的用眼习惯(熬夜、长时间看手机)、配戴隐形眼镜、全身疾病(干燥综合征等)。这时我们需要针对造成干眼的原因进行治疗,如热敷、改变生活方式、减少隐形眼镜的使用、针对全身病进行治疗。若针对眼部的情况使用局部的抗炎、润滑、促泪液分泌等药物,需要在眼科医生指导下进行。

Q: 眼药水一定要用没有防腐剂的吗?

随着科普的广泛开展,大家对防腐剂造成的危害越来越重视了。很多眼药水中都含有防腐剂,那是不是这些药物就不能用呢?不能避开剂量谈毒性,防腐剂是会对眼睛造成损害,但目前的眼药水都考虑到了这一点,防腐剂浓度和剂型都有所改善,短期使用不会对眼睛造成什么损害。但有一些药物如果需要长期使用、每天使用次数较多或配戴隐形眼镜时使用，那就建议使用没有防腐剂的。使用药物的目的是治疗疾病，我们不能因噎废食，具体如何选择药物，一定要咨询眼科医生。当然，患者也可以在就诊时向眼科医生提出对眼药水的顾虑，医生会参考患者的个人情况来帮助患者选择药物。

第二节

眼睑肿物的防治

Q: 眼睑肿物有哪些表现？

眼睑肿物大多一目了然，表现为肉眼可见的眼睑皮肤上的包块，少数情况下皮肤的隆起不明显，而是表现为眼睑的肥厚、发红或颜色改变。如果肿物体积较大可能遮挡视线，产生压迫，给人睁不开眼的感觉。当肿物迅速增大，或出现溃疡、流血等表现时，需要高度警惕恶性肿瘤的可能。恶性肿瘤可能向远处转移，尤其是耳前淋巴结转移（表现为耳前肿块）；偶尔也会有肺转移、骨转移、脑转移等。

Q: 眼睑肿物如果不痛不痒，就是良性的吗？

不是。眼睑肿物不痛不痒也不可掉以轻心，因为很多眼睑恶性肿瘤都是无痛的，如基底细胞癌、睑板腺癌、鳞癌等。除非肿物后期发生了溃破、感染，否则很多眼睑肿物都是不疼的。相反，有些良性肿瘤反而会疼痛，如麦粒肿、炎性假瘤、泪腺炎等。所以不可以单凭是否疼痛来判断肿物的良性或恶性，而是要到正规医院就诊，做病理组织学检查来明确病变性质。

Q: 为什么眼睑肿物往往需要行病理组织学检查?

因为病理学检查是判断肿瘤良恶性质的"金标准"。仅凭肉眼和术中所见判断肿瘤性质的正确率无法与病理学诊断媲美。特别是当面对一些良性肿瘤内有巢状的恶性病灶,或处于不典型增生阶段的良恶性交界性肿瘤时,肉眼是无法识别的,只有通过病理检查才能确诊。

对于恶性病变,病理组织学检查有助于明确切缘是否干净,也就是说是否把肿瘤切干净了。这对于手术的效果和疾病的预后往往非常重要。除此之外,从医学发展的角度,病理组织学检查有助于提高我们对肿瘤的认识,如肿瘤的细胞组成、血管组成等,对于预防和治疗肿瘤可提供新的思路和方法。

Q: 发生于老年人的霰粒肿,在诊断中需要注意什么?

霰粒肿,又称睑板腺囊肿,是睑板腺分泌物潴留后形成的囊肿,会在眼皮上形成一个小疙瘩。霰粒肿是一种常见的易发生于青少年的疾病,该病也可以发生于老年人。青少年由于皮脂腺分泌旺盛,容易形成堵塞而导致霰粒肿。而老年人皮脂腺分泌功能相对低下(就像老年人皮肤容易干燥一样),所以很少形成霰粒肿。老年人一旦发生霰粒肿,要高度怀疑恶变的可能。尤其是对于反复发生在老年人同一部位的霰粒肿,需要警惕睑板腺癌。

Q: 睑板腺癌是一种常见的眼睑恶性肿瘤,有哪些临床表现?

睑板腺癌是发生在眼睑睑板的恶性肿瘤,大多数表现为孤立的、不断增大的病变。病变早期较小，呈无痛性的结节，位于眼皮内或睑缘，多可以在眼皮上摸到包块，类似于霰粒肿。位于眼缘的睑板腺肿瘤可以直接看到，位于眼皮内的则需翻开眼皮，方可看到颜色发黄、表面不光滑、呈结节状或菜花状或分叶状的肿瘤，肿瘤表面血管扩张，部分发生溃疡。睑板腺癌早期即可发生转移，转移至耳前淋巴结、腮腺、眼眶内、鼻腔和颅内等部位比较常见。

Q: 眼睑皮肤色素痣需要治疗吗？会恶变吗？

眼睑皮肤色素痣是常见疾病，临床上分为交界痣、复合痣和皮内痣。病变多位于睑缘，早期色素比较深，年龄大了以后色素逐渐脱失，变成肉色。较大的眼睑皮肤色素痣会影响外观，并可能遮挡视线，需要手术治疗。此外，当色素痣突然变大、变黑，表面血管扩张，出血、溃疡时，可能是有恶变倾向，也应及时手术。

Q: 老年疣可怕吗？需要与哪些疾病相鉴别？

老年疣又称脂溢性角化病，多见于中老年人，是一种良性病变，一般不会恶变，比较安全，不用害怕。老年疣临床表现为圆形或卵圆形，黯棕色脑回状或疣状斑块，略微高起，与周围皮肤分界清楚。

老年疣有时与一些恶性肿瘤不易鉴别。

日光性角化病：表现为粗糙、轻微隆起的浅棕色病灶，伴角化过度的鳞屑。病变与长期阳光暴晒有关，部分可进展为鳞状细胞癌。

色素性基底细胞癌：基底细胞癌是最常见的眼睑恶性肿瘤，有时可能会表现为一个色素性病灶，易与老年疣混淆。

鳞状细胞癌：发生率较基底细胞癌略低，也是容易发生于下睑，皮肤出现粗糙的、表面有鳞屑的斑，中央有溃疡。

皮脂腺癌：多为眼睑皮脂腺发生的恶性肿瘤，呈菜花状隆起，黄白色，有溃破。

Q: 黄色瘤的病因和临床表现是什么？如何治疗？

黄色瘤多见于40～50岁的女性，患者常同时存在代谢异常，如高脂血症、高血压、糖尿病等，但也可见于血压、血脂正常的人群。年轻人出现眼睑黄色瘤，需考虑家族性脂蛋白异常。其典型的表现为双眼上眼皮内眼角处黄色、扁平略隆起的病变，大小不一，双侧一般大小有一定差异。临床上依据瘤体大小将其分为三级。Ⅰ级：肿瘤直径< 5 mm；Ⅱ级：肿瘤直径5～10 mm；Ⅲ级：肿瘤直径> 10 mm。

眼睑黄色瘤生长速度缓慢，如果不采取治疗措施，瘤体不会自发消退，并会随年龄的增长继续发展，多个黄色瘤可融合，质地变硬，病变范围变大，严重影响患者的美观，遮盖视力，甚至可引起一定程度的心理障碍。黄色瘤的治疗方法很多，包括饮食疗法、手术、激光、高频电离子、化学烧灼及药物（肝素、平阳霉素、藻酸双酯钠）局部注射等，但尚无有效外用药物。其中以手术治疗效果最为确切，其他方法复发率较高。

Q: **担心手术后会有瘢痕，儿童眼睑肿物可以保守治疗吗?**

这样做是不对的。因为任何肿瘤都很难仅仅通过外观100%明确诊断，只有手术活检才能真正判定肿瘤性质和类别。对于患者及家长担心的瘢痕问题，儿童愈合能力强，儿童时期的手术，大了以后留疤的概率相对比较小。

如果想要保守治疗，需满足以下条件：首先肿物外观安静，生长缓慢，光滑，没有充血，没有溃疡；其次肿物的生长部位相对不重要，对孩子外观和视力的影响不大。在保守治疗的同时，应注意密切随诊，观察肿物的变化。

一旦肿物短期内迅速增长，有溃疡，表面血管扩张充血，高度怀疑恶性的可能，则需手术治疗。

另外，对已经软化、有波动感的麦粒肿，以及保守治疗无效的霰粒肿，特别是当它们影响孩子的视功能或者外观时，也应及时手术。

Q: **眼睑肿瘤术中是否需要做冰冻病理?**

所谓冰冻病理，是指在手术过程中切取部分病变组织，经过冷冻、切片、染色后在显微镜下观察，然后出具病理报告。冰冻病理的最大特点是快速，在术中一般等待半小时左右即可得到病理报告，初步判断肿瘤的良恶性质，从而决定后续的手术方案。

但不是所有的眼睑肿瘤都需要做冰冻病理。冰冻病理适用于术前无法明确性质的肿瘤，可以帮助快速判断病变性质；还适用于需要确定肿瘤切缘是否有残留癌组织的情况，既可避免患者因肿瘤未切除干净而受二次手术之苦，又可在提高肿瘤治愈率的同时避免无谓地扩大创面，尽可能地保留正常组织，特别适用于眼睑，是兼顾美容和治疗的最佳选择。冰冻病理常用于眼睑基底细胞癌、鳞状细胞癌等疾病。

Q: 一个小朋友突然眼睑红肿可能是什么疾病呢?

这可以说是个小问题，但是也可能是大问题，这里涉及的疾病可能很多，比如老百姓常说的针眼，也就是麦粒肿，以及霰粒肿继发感染，都可以表现为眼睑红肿；又比如夏天蚊虫叮咬，皮肤过敏小朋友不注意去揉搓也会表现为突发的眼睑红肿。通常这些情况是有病因可查的，建议尽快到医院就诊，并且向医生提供必要的病史、病因信息以帮助医生判断。

比如蚊虫咬伤，一是多数发生在夏天，再就是家长会反映室内有蚊虫活动的迹象，那么综合表现就不难判断是蚊虫咬伤的可能性比较大。

又比如霰粒肿继发感染，起初多数会在这个红肿的部位有一个隆起的包块。

在此还要提醒广大家长朋友注意，有些眼睑红肿可能是比较严重的疾病，发生在眼睑眼眶周围的肿瘤，特别是一些恶性肿瘤，如横纹肌肉瘤也会表现为眼睑红肿隆起包块等，并且进展迅速。因此及时就医非常重要。即使一些良性的疾病，比如蚊虫叮咬，如果处理不及时加之孩子揉搓就极有可能导致眼眶蜂窝织炎的发生，从而引起全身并发症以及更大的风险。

因此，对于眼睑红肿这样一个看似很小的问题，医生和家长也都不能轻视。

Q 儿童得了霰粒肿该怎么办？到底是该手术还是保守治疗？

虽然非常理解家长心疼孩子小小年纪就要进手术室的心情，但是从医生的角度，还是建议得了霰粒肿的儿童应进行手术治疗。因为从临床大多数情况来看，儿童霰粒肿自愈的情况还是极少数的，而且病变相对不稳定，有时候经常反复，此起彼伏。

当霰粒肿在早期还在结膜面的时候，手术相对简单容易，大部分局麻即可完成，手术切口从结膜内面做，皮肤面也不会留下瘢痕。而一旦病变进展到皮肤，形成皮肤面的霰粒肿，这时候再做手术就必须要接受全麻，将皮肤面切开，术后皮肤面就会留下瘢痕了，这相当于把小病拖成了大病！

当然，对于一些早期发现的、单发的、比较小的霰粒肿建议家长以观察为主，保守治疗的措施包括局部热敷、中医中药调理、注意饮食等。

总结一下就是：无论是结膜面的还是皮肤面的霰粒肿，多数情况下医生会建议手术治疗，因为这样解决问题最为有效、快速和彻底。该做手术的时候请家长一定要听医生的意见，不要把小的、结膜面的、能局麻手术的霰粒肿养成了大的、皮肤面的、必须接受全麻手术的霰粒肿。在有些情况下，如霰粒肿比较小、发现早的，可以保守观察，但仍需中医干预，定期复查，必要时也需要手术切除。

Q: 孩子眼睑上有血管瘤，增长迅速，需要治疗吗？怎么治疗？

根据描述，孩子得的应该就是我们临床上所说的婴幼儿血管瘤，因为其突出眼皮表面生长，外观如同草莓，所以又称"草莓痣"。这个疾病的特点是从出生到 1 岁左右处于快速生长期，尤其是前半年，生长速度非常快，1 岁以后逐渐进入消退期，有些完全消退，有些则残留萎缩的病灶。关于该病是否需要治疗，应从以下几个方面进行考虑。

第一，血管瘤发生的部位：发生在上眼睑以及眼球偏上方的血管瘤多数都是需要治疗的，上述部位的血管瘤可能导致较大的散光或机械性上睑下垂遮挡瞳孔而影响孩子的视力发育，或者推挤眼球使眼球移位造成复视，影响美观和立体视觉功能的发育，因此需要积极治疗。

第二，血管瘤的大小：无论什么部位的血管瘤，体积过大都是需要考虑治疗的，因为它不仅影响美观，而且容易表面渗液，甚至破溃、感染、出血。

第三，虽说血管瘤有自限性，可以自行消退，但不是所有的血管瘤都能完全消退且不留痕迹；即便能消退也要等到三四岁以后缓慢消退，在此过程中孩子的心智不断发育，已经出现了自我意识和自尊心，进入幼儿园等集体生活后，其他小朋友的指指点点，容易影响孩子的身心健康，造成自卑心理。因此眼睑、眼眶的血管瘤多数是需要治疗的。

目前一线的治疗方法多为口服 β 受体阻滞剂，虽然目前机制还不是非常明确，但它的效果非常显著，尤其是对于 1 岁以内增生期的毛细血管瘤。在用药过程中需注意监测心率和各种生化指标的变化。其他的治疗方法还包括口服糖皮质激素，外用 β 受体阻滞剂或免疫调节剂，局部注射激素、硬化剂或 α 干扰素，以及激光和手术治疗。

Q: 孩子得了眼睑肿物必须手术治疗吗？不治疗会怎么样？

家长的这种心理是可以理解的，大多数家长对于肿物切除手术后留下瘢痕总是不愿接受的。但这是在对疾病危害和手术必要性没有充分了解和认识的前提下形成的误区。这里有一半责任在于医生没有充分向家长解释和交代疾病需要治疗和实施手术的必要性，以及可以采取各种措施最大限度地减轻或减少瘢痕形成的可能性。事实上，当家长详细了解疾病与手术的知识后，大多数家长还是能够做出正确判断和选择的。而如果少数家长仍然固执己见，则有可能把小病养成大病，既耽误了病情又给以后的治疗带来巨大的麻烦，损失最大的还是孩子和这个家庭。

Q: CT、磁共振成像检查会对孩子造成伤害吗？

眼睑、眼眶部位的影像学检查方法包括 CT、磁共振成像、B 超、彩超等，医生会根据孩子的临床表现，选择有针对性的检查。这些检查中，CT 是有放射性的。很多人会谈"放射"色变，其实人们日常生活的环境中也是存在辐射的，紫外线等天然射线的辐射称为天然辐射或本底辐射，每人每年约 2.44 单位，国家规定的安全上限是每人每年不超过 5 单位。一次医疗 CT 检查的辐射差不多只有 0.6 单位，所以相对来说还是很安全的，偶尔的检查一般不会对孩子的身体造成损害。因此，当孩子因为某种疾病需要做 CT 检查的时候，对辐射的过度顾虑是没有必要的。而 B 超、磁共振成像等检查不存在辐射，就更加安全了。但磁共振成像检查所需时长较长，过程中需保持静止不动，低龄儿童往往因为不能耐受检查中的巨大声响而不能完成。

综上所述，相信家长们对各种检查方法有了进一步了解，可以打消顾虑，让孩子配合接受检查，以帮助更好地诊治疾病。

▶▶▶ 第六章

葡萄膜炎
相关疾病

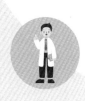

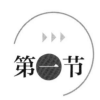

第一节

小柳原田综合征

Q: 什么是小柳原田综合征?

　　小柳原田综合征听起来名字很怪,那是因为它是用两位发现它的医生的名字命名的疾病。由于人们认识这个疾病经历了几十年的过程,所以它还有很多其他的名字,其中眼 – 脑 – 耳 – 皮综合征这个名字更能体现它的特性。由于某些现在还不能确定的原因刺激了人体的免疫系统,免疫细胞变得异常,开始攻击自己的黑色素细胞,这就使得只要是黑色素细胞多的器官就有可能遭到破坏。眼部的葡萄膜层作为"照相机的暗房"拥有着非常密集的黑色素细胞,于是就成了异常免疫攻击的主要目标。由于我们的全身器官不只眼部有黑色素细胞,脑部、耳部、皮肤和毛发也有黑色素细胞,所以这些器官也可能遭到破坏。

Q: 怎么尽早发现自己得了小柳原田综合征?

　　由于这种异常的免疫攻击对象是富含黑色素细胞的器官,所以患者的眼部、脑部、耳部、皮肤和毛发都有可能受累。患者能感觉到的症状有视物模糊、视物变形、眼红、眼痛,还可伴头痛、耳鸣，后期可出现皮肤白斑和毛发变白的情况。一旦出现以上症状请及时就医。

Ｑ: 得了小柳原田综合征能治好吗?

这种异常的免疫攻击是一个急性起病、慢性持续的过程，所以医生和患者要做好及时就医治疗并且打持久战的准备，并且要坚信胜利是属于患者和医生的。因为随着医学对这个病认识的深入和医疗水平的发展，已经拥有了越来越多的药物可以帮助患者阻断这种异常的免疫攻击。糖皮质激素、免疫抑制剂、生物制剂都是可以选择的有效武器，通过对每位患者的病情进行评估，最终都可以为患者找到个性化的组合治疗方案。

第二节

白塞病

Q: 白塞病为什么会引起视力下降?

白塞病是一种慢性变异性系统性血管炎,称为口－眼－生殖器三联征,以复发性口腔溃疡、生殖器溃疡、眼内炎症为临床特征,同时可以出现消化系统、心血管系统、神经系统等多脏器受累。眼内炎症可以累及多个眼内富含血管的结构,引起虹膜炎、视网膜血管炎、脉络膜炎。所以患者会有双眼视物模糊、视力下降、飘黑影等症状。

Q: 得了白塞病应该怎么办?

患者要做到两点:第一,认识这个疾病,出现眼部症状后及时就医,早诊断、早治疗,预后就会更好;第二,接受这个疾病是一种慢性炎症性的疾病,配合长期的治疗,医生会根据患者的病情的程度,在糖皮质激素、免疫抑制剂、生物制剂中选取最适合患者的组合,以求达到最好的疗效、最小的不良反应。

急性视网膜坏死

Q: 急性视网膜坏死是个什么病？会导致失明吗？

急性视网膜坏死是疱疹病毒造成的视网膜感染性疾病，因通常起病急骤且进展迅速而得名。视网膜是眼球中的感光结构，疱疹病毒引起的视网膜感染和随后的视网膜结构破坏将导致视力严重且迅速下降，若不能及时治疗则很有可能导致失明。及时正确的诊断和当机立断开始抗病毒治疗是保留残余视网膜功能的唯一方法。任何原因导致的治疗延误均会使病情进一步恶化，进而影响最终残存的视功能。

Q: 治疗急性视网膜坏死一定需要向眼睛里注射药物吗？

虽然传统的口服或者静脉输液的给药方法也能使药物在眼球内达到有效治疗浓度，但将药物直接注射进入眼球内可进一步缩短药物通过其他途径最终进入眼球的时间，使药物起效更加迅速。因该病进展迅速，争分夺秒地启动抗病毒治疗对改善视力预后有很大的帮助。因此虽然此种给药方法并非必须，但仍强烈推荐使用。此外，向眼球内注射的药物除了抗病毒药外，还可联合糖皮质激素等其他药物，进一步减轻眼内炎症强度，缓解组织水肿，有助于视功能恢复。

Q: 一只眼得了急性视网膜坏死，如何保护对侧眼？

急性视网膜坏死是潜伏在人体内的疱疹病毒突然活化而引起的感染性疾病。因该病毒在人体内广泛存在，在一只眼起病后确有累及对侧眼的可能。在治疗该病过程中，用口服或静脉输液抗病毒药物不但可以直接治疗发病的眼睛，而且还可对身体中潜伏的病毒产生抑制作用，进而保护对侧眼免于发病。因此对该病而言，虽然通过向眼睛内注射抗病毒药物对发病眼有很好的治疗效果，但仍不能因此而放弃口服或静脉输液抗病毒药物。

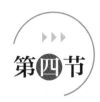

第四节

巨细胞病毒视网膜炎

Q: 这种感染严重吗？我没有症状也需要治疗吗？

巨细胞病毒是一种可终生潜伏在人体内的病毒，当人体免疫功能下降时，这个病毒就有可能活化引起人体组织破坏而致病。眼睛内的视网膜是重要的感光结构，被巨细胞病毒感染后其结构会被破坏，视功能也会因此受损。由于被巨细胞病毒感染的视网膜早期常位于远离中央的部位，所以早期的感染常不会造成明显的视功能异常，因此，该病通常是通过眼底检查而被发现。该病的进展速度和最终结局与免疫系统的功能状态密切相关，因此，是否治疗需要全面评估。若病灶距离视网膜的中央部位较远，患者的一般情况良好，短时间不需要较大剂量的抗排斥药，则可选择短期观察、密切随访，或使用口服抗病毒药。但若病灶距离视网膜中央部位很近且患者一般情况很差，特别是血液中也存在巨细胞病毒，则需要积极治疗。

Q: 血液的巨细胞病毒核酸检测一直都是阴性，为什么眼睛里面还有感染呢？

巨细胞病毒在人体内广泛分布，几乎可存在人体的任何组织

中，当机体免疫状态不佳时可被激活而致病。因眼睛的结构特
殊，其内部的免疫细胞和免疫成分与血液的免疫细胞和免疫成分
有所差异，因而存在眼球内部局部免疫功能低下但眼外免疫功能
正常的现象。血液巨细胞病毒核酸阴性但眼睛里仍发生感染，是
眼球内部局部免疫功能低下的结果，也是临床上最常见的情况。
此时的治疗首选方案是把抗病毒药物直接注射进入眼球内部而无
须口服或静脉输液。该病通常可在连续数次注射后逐渐好转直至
痊愈。

▶▶▶ 第七章

眼眶相关疾病

第一节

甲状腺相关眼病

Q: 什么是甲状腺相关眼病?

甲状腺相关眼病俗称"甲亢突眼",常见于甲状腺功能亢进(甲亢)的患者,但除了甲亢以外,桥本甲状腺炎、甲状腺术后等也可能会引起这种疾病。它是一种自身免疫性疾病,与甲状腺功能异常密切相关。

人的免疫系统就像是一支军队,24 小时保护身体的健康,如果自身免疫系统功能异常,就会产生攻击体内正常细胞的抗体。由于眼眶组织和甲状腺在免疫体系上有相似之处,患者的自身抗体会同时攻击甲状腺和眼眶,既引起甲状腺功能异常,又造成各种各样的眼部问题,"突眼"只是其中的表现之一。

Q: 甲状腺相关眼病对眼睛有危害吗?

许多甲状腺疾病患者会出现眼球突出的症状,看起来很不美观。但眼球突出只是甲状腺相关眼病的症状之一,严重的甲状腺相关眼病不只会影响患者的外观,还会对眼球运动和视力造成影响。

人的眼眶就像个房间,眼眶骨壁就是房间的四面墙,房间里有眼球、肌肉、脂肪、视神经等，在人体免疫系统异常的情况下，房间里的软组织——眼肌、脂肪会发生变性、水肿，体积增大。由于房间的空间有限，软组织变得拥挤后，眼球就会被挤出房间，跑到眼眶外，于是就造成了眼球突出、眼睛"露白"等症状。而变性的眼肌会导致眼球运动障碍，出现斜视或视物"重影"等症状。病情严重时，眼眶深处的视神经也可能受到挤压，导致压迫性视神经病变，造成视力的不可逆损害。

Q: 从来也没有甲状腺方面的疾病，为什么会得甲状腺相关眼病？

临床上，甲状腺相关眼病多数情况下都与甲亢有关，但不是所有的患者都有甲亢症状。临床上，有95%左右的甲状腺相关眼病患者伴有甲亢，其中90%的患者发现突眼时已经确诊甲亢，而5%的患者先表现为眼球突出，后来才检查出有甲状腺相关的疾病。所以，患者发生突眼时即使没有甲状腺疾病，也可能诊断为甲状腺相关眼病。所以，诊断为甲状腺相关眼病的患者在治疗过程中要经常检查甲状腺功能，化验甲状腺功能全项，发现问题时及时治疗甲亢。

大约有5%的突眼患者检查甲状腺功能时并没有异常，这部分患者要注意及时随诊，避免被误诊，同时要注意定期检查甲状腺功能。

Q: 甲状腺相关眼病有哪些症状？

（1）甲亢突眼的患者早期临床症状主要是畏光、流泪、异物感，随着病情加重，这些症状也会加重。

（2）病情重一些的患者会出现眼球突出、眼睛"露白"（眼睑退缩、上睑迟落）、眼睑水肿、眼袋明显等眼征。有些患者会误以为这些是年龄大了老化的表现，从而去做一些医美整形手术改善症状。但是因为并没有治疗原发疾病，医美手术做完后常常发现效果不好，或者出现新的问题。还有一些患者随着病情的发展会出现眼睛憋胀不舒服、眼压增高、斜视、复视（看东西重影）的症状。

（3）如果患者不进行及时的治疗，病情继续发展，可能出现比较严重的症状，如视物模糊、视野出现问题等视功能受影响的表现。还有的患者会出现眼睛闭合不全，导致长期黑眼球暴露，严重的会发生暴露性角膜炎，甚至暴露性角膜溃疡的情况，造成不可挽回的严重后果。

Q: 治疗甲状腺相关眼病的方法有哪些？

国际上公认的有效的治疗办法主要有以下几种。

（1）以糖皮质激素为主的药物治疗：目前主要应用于活动期的患者，以及大多数的突眼患者。

（2）肉毒杆菌毒素治疗眼睑退缩：通过眼睑或结膜局部注射药物，治疗上睑退缩，可以使病变得到一定时间的缓解改善。

（3）眼眶的局部放射治疗：通过放射线的照射，控制眼肌、眼眶脂肪等软组织的非特异性炎性病变，对一部分患者也有良好的治疗效果。

（4）手术对症治疗：眼眶减压术等，可以在减轻眼眶内压力的同时改善突眼外观。

Q: 诊断甲状腺相关眼病需要做什么样的检查和化验？

（1）甲状腺相关检查包括甲状腺彩超、甲状腺功能化验等，以此来判断患者甲状腺疾病的严重程度，是否需要进一步的内科治疗。

（2）通过视力、视野、眼底、视觉诱发电位检查等眼科检查判断患者的视神经是否受到压迫，是否出现压迫性视神经病变。

（3）通过眼球突出度检查（图7-1）了解患者突眼的程度，是评价疾病程度和治疗效果的依据。

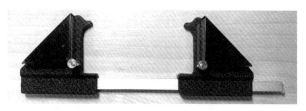

图7-1　Hertel 眼球突出测量计

（4）通过眼位和眼球运动检查，了解眼肌的变性纤维化程度，结合眼眶CT和磁共振成像检查就可以更清楚地判断眼肌的病变程度，指导下一步的治疗。

Q: 甲状腺相关眼病的眼眶减压手术是不是一种美容手术？

目前对甲状腺相关眼病所实施的眼眶减压手术主要用于治疗、缓解疾病引起的眼球突出症状。除了甲状腺相关眼病，眼眶的一些其他疾病也会用到这种外科治疗办法，在很少的情况下也用于缓解先天性眼球突出，起到改善眼球外观的作用。但是眼眶减压手术是一种在全身麻醉情况下实施的具有一定风险的手术，所以并不能作为常规的美容手术应用于一些非疾病的美容需求人群。

（1）眼眶减压手术需要全身麻醉，全身麻醉本身就存在相关风险。

（2）手术的风险与患者全身的病情也是息息相关的。对于一些患有基础性疾病的患者，比如有糖尿病的患者血糖控制不好的人，高血压患者血压控制不良的人，甲亢的患者甲状腺功能控制不好的人，他们的手术风险就要比其他人大，有可能出现一些相关的并发症。

（3）手术对于眼睛可能造成的风险主要包括视力受影响、眼球活动障碍、眼睑抬不起来（也就是上睑下垂）等。此外，还有手术后眼球突出无法完全改善、眼部的手术切口瘢痕等问题，这些需要患者与医生进行详细的沟通。

Q: 甲亢患者眼睛不舒服，就是得了甲状腺相关眼病吗?

虽然患有甲亢的患者有比较高的概率得甲状腺相关眼病，但眼睛不舒服也不一定就是得了甲状腺相关眼病，需要及时就医检查。医生会判断患者有没有甲状腺相关眼病的特征表现，如眼球突出、眼睑退缩、上睑迟落等症状。同时要检查眶压是否升高，再结合眼眶 CT 或磁共振成像检查，看一看眼肌有没有增粗、水肿，眼眶脂肪有没有膨胀增生等，才能判断是不是得了甲状腺相关眼病。

Q: 甲状腺相关眼病需要激素治疗，会不会有不良反应?

治疗甲状腺相关眼病需要根据疾病的不同阶段，采用不同的治疗办法。激素治疗是针对活动性病变的一种良好的控制方法，虽然激素治疗的确有一定的不良反应，但是并不能因噎废食。医生会根据患者的具体情况决定患者是否可以应用激素治疗。同时为了减轻激素的不良反应，医生一般采取短期大剂量冲击治疗，然后结合口服激素小剂量维持治疗。为进一步减轻激素的不良反应，在输液以及口服激素的同时，要服用保护胃黏膜、抑制胃酸的药物，补钾、补钙等。建议接受治疗时谨遵医嘱，不能因为惧怕不良反应而放弃这种疗效明确的治疗方法。

Q: 甲亢突眼患者有时睡觉时眼睛闭合不全，有时出现眼睛发红，有什么好的解决办法？

一些患者眼突虽然不是很重，但是因为眼睑退缩症状严重，会出现睁眼"露白"和眼睛闭合不全的症状，角结膜的长期暴露会导致眼睛发红、发涩、异物感等症状。可以在睡觉时涂眼药膏以保护角膜，或者使用专用的眼部保护眼镜，以缓解患者的部分症状。没有以上条件的患者可以在睡前给双眼覆盖一层洁净的保鲜膜，也能起到保护角膜的作用。这些方法可以根据患者自身的具体情况选择采用。

Q: 甲状腺相关眼病患者出现看东西重影的症状，可以做矫正手术吗？

甲状腺相关眼病的患者因为眼肌变得水肿、纤维化，影响到眼球运动，在眼球转动时眼肌不能很好地发挥功能，就会出现眼肌不协调运动，从而导致斜视或看东西出现重影。刚刚出现斜视的患者如果处于活动性病变时期，是不适合进行斜视矫正手术的。因为手术的原理是把纤维化的眼肌力量减弱，从而减轻其对眼球的不正常牵拉作用，需要根据眼肌纤维化的程度和斜视的程度来决定减弱力量的程度；但是如果患者处于病变活动期，可能导致手术的定量出现偏差，有可能手术后出现欠矫或过矫，影响手术效果。所以，一般医生会让患者斜视的程度稳定 6 个月左右后再进行矫正手术。

Q: **甲状腺相关眼病使用眼眶激素局部注射治疗有风险吗?**

虽然发生的概率比较低，但是任何治疗尤其是有创治疗还是存在风险的。眼眶局部激素注射治疗有可能出现以下风险：视力受影响、眼球活动障碍、上睑下垂等；还有治疗后眼睑退缩、斜视等症状可能改善不好的问题，需要患者结合自身情况与医生进行详细的沟通。

Q: **很多患者担心手术后留下瘢痕，有的甚至因此放弃治疗，这种做法是否正确?**

患者的这种心理是可以理解的，手术后留下瘢痕，尤其是眼部的瘢痕会对外观造成一定影响，这总是患者不愿接受的。但这是在对疾病危害和手术必要性没有充分了解和认识的前提下形成的误区。首先患者需要明确了解疾病需要治疗和实施手术的必要性，同时医生也可以采取各种措施最大限度地减轻或减少瘢痕的形成。在了解疾病治疗的必要性及手术方式后，大多数患者还是能够做出正确判断和选择的，而不会因为惧怕手术瘢痕而耽误了病情，追悔莫及。

　　医生一般会通过以下方式减少瘢痕造成的影响。

　　（1）有经验的医生在确定手术治疗的同时就会开始设计和考虑手术的切口和入路，原则是选择的切口和入路既能够良好地暴露手术视野，又能够尽量将瘢痕藏于隐蔽的位置如双眼皮内或鱼尾纹内。这样可以尽可能隐藏瘢痕，达到美观的目的。

　　（2）如果手术切口不可避免，医生在缝合关闭切口的时候也会通过一些办法减轻瘢痕，比如可以尽可能使切口最小化、使用眼科专用的小针细线、采用对美容有利的缝合方式等措施。通常情况下如果患者术后伤口的愈合非常好，瘢痕一般非常小，有些几乎看不出来。

　　（3）如果患者属于易长瘢痕的体质，术后切口瘢痕可能无法完全避免。这需要与医生进一步沟通并明确手术方式，尽量减少手术瘢痕对外观带来的影响。

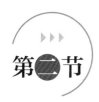

第二节

眼眶血管性疾病的防治

Q: 什么是眼眶血管性疾病?

眼眶血管性疾病是最常见的一类眼眶疾病,国际脉管性疾病研究学会把脉管异常分为肿瘤和畸形两大类。

脉管肿瘤包括良性、局部侵袭或交界性、恶性三类。

脉管畸形包括单纯性畸形、混合性畸形、知名血管来源畸形、合并其他异常畸形四类。单纯性脉管畸形包括毛细血管畸形、淋巴管畸形、静脉畸形、动静脉畸形和动静脉瘘。

Q: 常常说的眼眶海绵状血管瘤究竟是什么病?

眼眶海绵状血管瘤是成年人最常见的一种眼眶良性肿瘤,几乎均在青年以后发病,无性别差异。它是眼眶最"好"的一种肿瘤,因为它由一团血管构成,并非真正的肿瘤,同时增长缓慢,并有相对停止生长的可能,不会变成恶性肿瘤。因此,如果肿瘤较小尚未引起临床症状,可行临床密切观察。如果出现明显的临床症状,患者可选择手术切除,可根据 CT 进行术前肿瘤定位,行前路或外侧开眶术。除手术外,放射治疗也是可以选择的一种治疗办法,但是有一定的适应证,需要医生进行判断。

Q: 眼眶血管瘤可以通过药物治疗吗?

眼眶血管瘤在出现明显的临床症状时，多选择手术切除，可根据 CT 进行术前肿瘤定位，行前路或外侧开眶术。一般的外用药物或口服药物并不能缓解症状，消除肿瘤。但在肿瘤与一些眼内结构关系密切、手术切除风险较大时，医生会考虑手术时在肿瘤内注射能使血管瘤萎缩的药物，来代替风险较大的肿瘤全切，也可以起到一定的疗效。

Q: 眼眶静脉曲张究竟是什么病? 是遗传病吗?

人们常常听说下肢、腿部的静脉曲张，很多人不太知道其实眼眶也是可以发生静脉曲张的。它是常见的眶内血管畸形的一种，不是真正的肿瘤，通常是一种先天性发育性血管异常，在患者出生时这些静脉管道已经存在，但缺乏临床症状。在生长过程中，由于某种原因，这些静脉管道与体循环沟通而产生一系列症状。虽然大多是先天性疾病，但不用特别担心，本病并不是遗传性疾病。

Q: 眼眶静脉曲张都有哪些表现?

眼眶静脉曲张一般在青少年时期后出现症状，多累及一侧眼眶。其典型的临床表现为体位性眼球突出，在低头、弯腰、咳嗽或憋气时，由于颈内静脉压力增高，引起患侧眼球突出症状加重。眼球突出后可伴眶区胀痛、视力减退、复视、眼球运动障碍等症状，这些症状在眼球突出消失后也随之消失。还可有眼球内陷、眼球搏动、反复眶内出血等临床表现。

Q: 眼眶静脉曲张可以药物控制治疗吗？好的治疗办法是什么呢？

对本病没有什么特效的药物治疗办法。一般情况下，当患者的症状不严重时，可以观察。如果病情严重，影响生活，可考虑手术治疗。手术治疗方法包括栓塞、切除曲张的静脉。但因为病变生长包绕重要结构，与正常组织常常没有明显的边界，所以手术的难度和风险比较大，术后可能出现一些并发症。

Q: 眼眶静脉曲张患者在日常生活中需要注意些什么？

眼眶静脉曲张有发生眶内急性出血的可能，为防止发生这种情况，平常生活中不要按压脖子两边（压迫颈静脉），衣领不要过紧，不要长时间低头，不要做过重的体力劳动，避免劳累；可以适度进行跑步等运动，但不要进行剧烈的、可能会发生碰撞头面部的运动及负重运动，不能进行蹦极、跆拳道、头低式瑜伽等头部俯冲性、低头时间过长的运动。

如果眼球突然突出明显，长时间不能退回，同时伴有眼眶的憋胀感，甚至疼痛感，可能是畸形血管破裂发生急性眶内出血，要注意采取平卧位，然后赶快找医生进行及时处理。

Q: 眼眶静脉曲张患者眼球凹陷明显，能否通过医美手术改善？

眼眶静脉曲张是一种眼眶的血管畸形性病变，主要治疗方法是必要时进行手术治疗。有些患者因为不了解这种疾病，以为静脉曲张导致的眼球凹陷只是一种影响外观的小病，甚至也不是什么疾病，想通过双眼皮手术改善眼球外观，这是一种非常不正确的认识。眼眶静脉曲张患者如果贸然去做双眼皮或其他一些医美手术，很可能因为术中畸形血管的异常出血而带来视力丧失等严重的后果，严重的甚至可能危及生命。所以，如果确诊了眼眶静脉曲张，正确的做法是就诊请眼眶医生详细检查诊断，必要时进行手术治疗。

Q: 眼眶静脉曲张患者眼球凹陷，能否通过脂肪填充手术改善？

这种做法是不对的。首先，眼眶静脉曲张是一种眼眶血管畸形性病变，主要治疗方法是就诊于专业的正规医院进行专门的手术治疗，而不是医美手术。其次，眼眶内脂肪填充的手术风险本身就不小，再加上患者眶内具有畸形血管的病变，如果进行脂肪填充，很有可能发生术中畸形血管破裂，难以止血甚至无法止血，进而导致发生视力下降甚至视力丧失，更严重者因为持续大量的出血会危及生命安全。所以，如果确诊眼眶静脉曲张，正确的做法是就诊请眼眶医生详细检查、诊断，以及进行必要的手术治疗，不能幻想单纯靠医美手术解决问题。

Q: 眼眶血管性病变需要做 CT 和磁共振成像（MRI）检查吗？

需要。眼眶的 CT 检查和 MRI 检查是诊断眼眶病变常常用到的检查手段。对于眼眶血管性病变，影像学检查一是可以大致确定一下眼眶病变的性质和类别；二是可以根据影像学上显示的病变位置及范围确定下一步的治疗方案。而且 CT 和 MRI 不能相互替代，二者为医生提供的信息都能对判断病情或指导手术方式提供重要依据。

Q: 为什么眼眶静脉曲张患者需要做加压 CT?

对于血管畸形这类的病变，需要进行特殊的眼眶加压 CT 检查。在做 CT 检查的时候，由一位医生将颈部缠绕加压带，略微施加压力到大约 40 mmHg 的程度，这时眼眶内的畸形血管会因为颈部血管受压变得充血膨胀，体积增大，然后拍下此状态下的眼眶 CT 影像，把它跟平常状态的眼眶 CT 进行比较分析。加压 CT 检查是眼眶扩张性脉管异常疾病的常见诊断手段，通过这种加压 CT，可确定眼眶内畸形血管分布的位置，有没有与眶内重要的结构组织关系密切。通过检查，了解到眼眶内部病变的生长情况，比如病变是不是包绕视神经生长，是不是与眼肌的关系密切，是不是与滑车的结构密切相关等。通过分析这些重要的信息，医生就会知道此时进行手术，风险主要集中在哪里，可能会造成一些什么样的并发症，应当采取什么手术策略去切除畸形静脉，同时又能更好地保护重要的组织。

Q: 眼眶血管畸形患者突然发生眼球突出和疼痛是怎么回事? 该怎么办?

相对眼眶其他疾病，眼眶血管畸形是一种容易发生眶内自发性或者外伤性、急性眶内出血的疾病。如果眼眶血管畸形患者突然发生眼球明显突出，伴有眼眶的胀痛感，甚至伴有视物模糊或看不到光的情况，很可能是出现了畸形血管破裂引起的急性眶内出血。这种情况需要保持平卧，尽快、及时就诊，急诊进行保守治疗或者是对症手术治疗，以缓解急性出血引起的眶内压力急速升高，进而减少其对视神经的压迫性损伤。

Q: 婴幼儿眼眶毛细血管瘤是什么疾病，有哪些表现？

婴幼儿眼眶毛细血管瘤，也称为良性血管外皮瘤、草莓样血管瘤，是婴幼儿多发的皮肤血管性肿瘤。一般表现为眼皮上看到的黯红色胎记样斑块，眼皮黯紫色的、肿肿的感觉，或者有的患儿眼睛突出。当孩子哭闹的时候，病变会增大变得更明显，眼球突出也会更明显。眼皮的毛细血管瘤可以引起上睑下垂，睁不大眼或者睁不开眼，严重的会导致弱视、斜视。

毛细血管瘤一般在出生后不久发现，1 ~ 2 年增大，然后开始逐渐停止生长，大约有 80% 的患儿在 7、8 岁时毛细血管瘤会慢慢消退。但我们需要注意的是一种特殊的血管瘤，其可以合并巨大的内脏血管瘤，导致血小板潴留而发生血小板减少症，需要及时对症治疗。

Q: 眼眶毛细血管瘤的主要治疗办法是什么？

眼眶毛细血管瘤大多数可以自行消退，因此，对于大多数孩子来说只需要密切随访。如果血管瘤威胁生命、损害视力、影响外观就需要治疗，治疗措施包括激光治疗、激素类药物局部注射、手术治疗等。另外，局部或全身应用 β 受体阻滞剂也是很有效的治疗手段。

Q: 什么是婴幼儿眼眶毛细血管瘤的"心得安治疗"？

关于血管瘤治疗，目前口服心得安也就是普萘洛尔这种药物，临床证明具有良好的治疗效果。这种药本来是一种经典的抗心律失常和高血压药物，在成人和儿童中都已广泛使用。2008年一个偶然的机会，法国的两名心脏病医生偶然发现了它具有促使婴幼儿血管瘤吸收消退的作用，虽然目前机制还不是非常的明确，但它的作用和效果却非常显著，尤其是对于一岁以内增生期的毛细血管瘤。这种药物具有起效快、效果显著、安全等特点。所以，如果医生让有眼眶血管瘤的小朋友应用这种"心脏病"药物，不用紧张，并不是说孩子有心脏方面的问题。

▶▶▶ 第八章

眼外伤

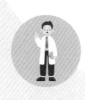

Q: 紫外线消毒后为什么会眼睛疼、流眼泪?

很多人接触了紫外线消毒灯一段时间后出现眼睛红肿、刺痛无法睁眼、不可控制的流泪、视物模糊等症状。这是因为高强度的紫外线可以损伤眼球表面最外层的角膜和结膜组织，使其组织细胞损伤，甚至造成"黑眼珠"最外层的角膜上皮组织坏死脱落，也叫"电光性眼炎"。而因为角膜上皮下含有丰富的神经末梢，是人体富含神经末梢最丰富的器官之一、感觉最敏感的器官之一，所以角膜上皮的损伤会导致较强的眼部疼痛感、流泪等症状。此外，紫外线照射后往往不是立即出现症状，而是在照射后3～8小时才会出现症状，因此眼科也经常在半夜接诊此类患者。

在发生电光性眼炎后，可以进行局部的冰敷、口服镇痛消炎药来缓解疼痛的症状。大多数症状会在24小时后减轻或痊愈，但是部分病情较重者需要一些局部的眼药来帮助角膜上皮的修复。最后要提醒大家，自然环境中高强度的紫外线照射，比如高原地区、雪地、海面等环境下也可能导致电光性眼炎，俗称"雪盲"。其最好的预防方法就是配戴合适的能防护紫外线的护目镜，或者避免在这种环境下长时间停留。

Q: 板栗丰收季被板栗刺扎到眼睛怎么办?

在每年秋冬的板栗丰收季，总有不少人在采摘板栗时被高空中掉下的板栗砸中。如果是被板栗刺伤眼睛，情况就比较危险了。板栗外面的刺坚硬、细小且有毒，入眼后很容易损伤眼部。一旦板栗刺扎穿角膜甚至晶状体，不仅会引起组织穿通，更严重的会引起细菌或真菌感染，最终导致角膜溃疡、角膜炎和眼内炎，处理不及时有失明风险。所以，在采摘板栗时，要戴好防护眼镜。

一旦眼睛被板栗刺刺伤，千万不要揉搓眼睛，一定要立即到就近的眼科进行检查，对于可能的损伤及时处理。眼科医生会根据板栗刺的位置及深度进行必要的处理。如果是浅表的板栗刺，可以在门诊予以直接取出，而对于深层次的异物，必须在手术室显微镜下进行取出，甚至必要时缝合伤口，同时进行抗感染治疗。只有积极处理才能最大可能地降低失明的风险。

Q: 在装修时眼睛被铁屑崩了一下，需要到医院就诊吗?

从事装修、木工、修理、电焊等行业的人员，在工作中难免会遇到铁屑崩到眼睛的情况。这时候是不是只要揉一揉眼睛，过一段时间就会缓解了呢? 事实上并不是所有人眼内的铁屑异物都可以自行排出。铁屑等异物一旦进入眼睛，千万不要揉搓，以防异物擦伤或刺入结膜、角膜，最终结果不仅是组织损伤，更容易造成结膜炎、角膜炎甚至角膜穿孔等严重后果。如果是铁钉等金属异物插入眼睛千万不可硬生生将异物随意拔出，以免造成二次伤害。正确的做法是在有条件的情况下立即用生理盐水或抗生素眼药水冲洗眼睛，并及时就医，由医生对眼部铁屑的深度、位置进行评估，根据情况予以取出，并及时应用抗生素及修复眼表的眼药水，避免造成进一步的损伤。

Q: 石灰水或酸水入眼了怎么办?

石灰水或者酸水溅入眼睛里，患者往往会感觉到眼部剧烈的疼痛，伴随着视物模糊，这个时候应该怎么办？石灰水或酸水进入眼睛中属于非常紧急的情况，一旦错过最佳治疗时机往往会造成不可逆的角膜损伤，甚至失明。首先，不要惊慌，立即就近取材，用大量清洁的水冲洗眼睛，冲洗得越彻底越好，一般需要冲洗 10 分钟以上，并在冲洗的过程中转动眼球。在进行现场处理后要尽快到就近的眼科就诊，由眼科医师利用无菌生理盐水继续进行冲洗，并评估角膜的状态，予以对症的药物治疗。

Q: 眼睛被撞到后眼睛红了，是眼底出血了吗？

很多人在眼睛被撞到一段时间后会发现"白眼球"变红，看起来十分可怕，于是匆忙到眼科急诊就诊，第一句话往往是"大夫，我眼底出血了"。然而实际上，任何肉眼可见的"白眼球"变红都不是眼底出血。眼底是指在眼球内部最后方的一些组织结构，是肉眼不可见的部位，而肉眼可见的结构，都位于眼球表面。外伤后出现的"白眼球"变红常常只局限在某一个部位，而不是全部"白眼球"上，并且能看到比较清晰的边界。此类"眼红"往往是结膜下出血，其本质是结膜小血管的破裂使少部分血液流到透明的结膜组织内所致。除了外伤以外，结膜小血管也可以自发破裂造成结膜下出血。结膜下出血不需要药物治疗，在出血后 48 小时内，避免揉眼睛或接触热水，以免进一步造成出血，之后等待出血自行吸收即可。但要特别提醒的是，严重的结膜下出血导致结膜明显突出的，还是要及时到眼科就诊，排除眼球破裂的可能性。

Q: 把"脚气水"当滴眼液滴进眼睛了怎么办？

脚气水是许多家庭常备的治疗足癣的药物。但是由于其包装与眼药水类似，许多老年人由于视力较差，会在使用过程中误将其当作眼药水滴入眼内。脚气水的化学成分不一，既有抗真菌类药物，也有传统的中成药物。除了这些成分，在日常接触脚部的时候脚气水瓶口难免会接触到脚上的真菌、细菌等，一旦误当作眼药水滴进眼睛，不仅会造成化学性的眼部烧伤，更会引入感染性的病原体，从而造成严重的眼部感染。因此，即刻用大量清洁的水冲洗眼睛或真正的眼药水冲洗眼睛是非常必要的。同时建议患者第一时间到眼科就诊，由眼科医生评估结膜、角膜的状态，在医院进行更规范的眼部冲洗之后，进行必要的用药，包括修复眼部损伤的药物以及抗生素类的眼药水预防感染。这种情况下需要密切观察病情直到眼部情况彻底稳定为止。

Q: 被球砸到眼睛后看不清了要去医院吗？

许多人在被球砸伤后会立刻出现看不清的情况，于是十分恐慌，觉得自己可能要瞎了。但实际上，大多数情况下，受伤后视物不清是因为眼球在被异物砸到时会有一瞬间的变形，由于眼球变形后无法瞬时回到正常的自然状态，短期内会有一定的散光，因此出现视物模糊的情况，这种情况一般都会在一天后自行缓解，不需要特殊处理。但是少数情况下，损伤较重时，也可能出现外伤性虹膜睫状体炎、前房积血、视网膜震荡伤等眼内的炎症和损伤。而这些情况受伤者往往无法自行判断，因此，仍然建议到医院眼科就诊，寻求专业帮助。

Q: 眼睛感觉磨得慌一定是进东西了吗?

　　很多人在户外活动或者在家里打扫卫生时会遇到脏东西进眼睛的情况，有时是沙子、飞虫，有时是灰尘、睫毛。当"脏东西"进入眼睛后，人们常常会有强烈的"异物感"，觉得眼睛"磨得慌、沙着疼"。大多数人通过自己眨眼睛、反射性流泪会把这些"脏东西"冲出来，从而症状缓解，而少部分人则症状持续不缓解，最终选择到眼科就诊。眼科医生有时能在患者结膜囊中取出"脏东西"；但很多时候反复仔细检查也找不到任何"异物"，而患者坚持有东西"磨得慌"。这时很可能是异物已经被泪水冲出眼睛，但是异物在眼内存留时期可能因为眨眼或者使劲揉眼损伤了黏膜或者角膜，这些损伤有时肉眼不可见，但是会带给人不适的感觉；还有可能是因为异物引起了急性的炎症反应，炎症的存在也会使人有"眼磨"的感觉。

Q: 被动物抓伤眼部皮肤应该怎么办?

　　由于宠物往往携带着一定的病原体，如引起"狂犬病"的狂犬病毒，引起"猫抓病"的巴尔通体等，这些病原体会对人体造成严重的危害。因此，被动物抓伤眼部后一定要进行正确的处理。

　　第一，需要大量的水冲洗伤口，对于狗咬伤来说，可以用肥皂水进行冲洗，效果更佳。

　　第二，冲洗之后应该及时将伤口中的污血挤出，但不要用嘴巴噏吸伤口上的污血。

　　第三，尽快到就近的医院就诊，接种人用狂犬疫苗，并由眼科医生判断是否需要对眼部伤口进行急诊缝合或延期缝合。

需要强调的是，无论多小的伤口，都有感染狂犬病、破伤风等病原体的可能。对于较深的伤口，除了注射狂犬疫苗以外，还要额外注射狂犬病免疫血清或球蛋白。对于疫苗的接种应该坚持及时、全程的原则。

Q: 眼睛皮肤磕伤了，一定要去医院吗？

眼球表面的皮肤叫眼睑，主要起到保护眼球的作用，因此在眼睛受伤时，由于反射性闭眼的动作，往往由眼睑皮肤抵抗了第一层伤害。当眼睑皮肤破损出血后，怎样判断是否要到医院处理呢？

当眼睑皮肤只是擦伤，并没有出现皮肤较深且可以分开的伤口时，可以自行进行伤口的消毒处理，在较为干燥且清洁的环境中，伤口一般在一两天内即会结痂愈合。这里要提醒大家，消毒时要注意避免消毒液流入眼睛里，否则可能对眼球表面造成损伤。

当发现眼睑皮肤伤口较深，出血较多时，常常需要到医院处理。因为，首先，自行消毒难以将伤口深处彻底消毒，会增大伤口感染的风险；其次，这种情况下可能需要缝合伤口，伤口较深或伤口不规则时，如果等待其自行愈合不仅会因为伤口没有封闭增大感染风险，还可能造成因伤口对合不整齐或愈合不良形成较大的瘢痕最终导致眼睑畸形，严重影响外观，通过缝合处理则可以最大限度地将伤口按原位置还原固定，尽量减少眼睑畸形和瘢痕的形成。

Q: 眼球被严重碰伤后应该怎么做?

在日常工作和生活中，难免会遇到各种意外。一旦眼球受到严重的外伤，患者往往会出现迅速的视力下降，以及眼睛红、刺痛等感觉，这个时候立即就医十分必要。

实际上，我们眼球的解剖结构是非常复杂而精细的，它由外面致密的眼球壁和里面多种眼内容物组成。一旦受到严重的损伤，轻者可能会出现外伤性虹膜睫状体炎等情况，重者可能出现眼内出血、外伤性白内障、外伤性视网膜脱离，甚至眼球破裂、眼内容物脱出的情况。

此时眼科医生需要根据眼部损伤情况进行评估，在第一时间进行眼球壁的损伤缝合，以保证眼球的完整性，我们称之为"一期手术"。此后，随着眼部情况的恢复，需要根据病情进行"二期手术"，如复位脱离的视网膜等。对于此类严重的损伤，如果不能及时救治往往会造成严重的后果，如失明及眼球摘除。因此对于严重碰伤，千万不要心存侥幸心理，切记第一时间来眼科就诊，积极接受治疗。

参考文献

[1]RYAN S J，HINTON D R，SCHACHAT A P. 视网膜 .4 版 . 黎晓新，赵家良，陈有信，等译，天津：天津科技翻译出版公司，2011.

[2]刘家琦，李凤鸣 . 实用眼科学 .3 版 . 北京：人民卫生出版社，2010.

[3]黎晓新，王景昭 . 玻璃体视网膜手术学 . 2 版 . 北京：人民卫生出版社，2014.